淋巴瘤病例集锦
2022

中华医学会血液学分会淋巴细胞疾病学组　组织编写

吴德沛　赵维莅　主　编

U0311152

中华医学电子音像出版社
CHINESE MEDICAL MULTIMEDIA PRESS

北　京

图书在版编目（CIP）数据

淋巴瘤病例集锦. 2022 ／ 吴德沛，赵维莅主编. —北京：中华医学电子音像
出版社，2022.11

ISBN 978-7-83005-391-8

Ⅰ. ①淋… Ⅱ. ①吴… ②赵… Ⅲ. ①淋巴瘤-病案 Ⅳ. ①R733. 4

中国版本图书馆 CIP 数据核字（2022）第 190374 号

网址：www.cma-cmc.com.cn（出版物查询、网上书店）

淋巴瘤病例集锦 2022

LINBALIU BINGLI JIJIN 2022

主　　编：吴德沛　赵维莅

策划编辑：冯晓冬　史仲静

责任编辑：宫宇婷

校　　对：张　娟

责任印刷：李振坤

出版发行：中华医学电子音像出版社

通信地址：北京市西城区东河沿街 69 号中华医学会 610 室

邮　　编：100052

E-mail：cma-cmc@cma.org.cn

购书热线：010-51322677

经　　销：新华书店

印　　刷：广东新京通印刷有限公司

开　　本：889mm×1194mm 1/16

印　　张：8

字　　数：216 千字

版　　次：2022 年 11 月第 1 版　 2022 年 11 月第 1 次印刷

定　　价：60.00 元

内容提要

　　本书病例由中华医学会血液学分会淋巴细胞疾病学组在全国范围内征集，均为典型淋巴瘤真实病例。每个病例详述了患者的诊疗经过、治疗方案的选择、治疗效果的评估、预后情况和病例小结，旨在为临床医务工作者提供淋巴瘤诊断及治疗方面的参考，让临床医务工作者集思广益、开阔眼界，吸取他人的经验，在临床实践中更好地服务于患者。本书适合血液科、肿瘤科和其他相关科室医务人员阅读。

《淋巴瘤病例集锦2022》
编委会

前　言

　　淋巴瘤是我国常见的恶性肿瘤，其发病率和死亡率常年居高不下，给患者家庭和社会带来较大负担。鉴于淋巴瘤的病理类型复杂，治疗方法和临床预后个体化差异较大，故临床医师在诊断和治疗淋巴瘤的过程中需要基于患者的具体情况进行综合判断。然而，临床医学参考书籍浩如烟海，内容形式多种多样，庞杂繁复，查阅不便，不能满足临床诊断和治疗的需要。

　　为了给广大临床医务工作者提供淋巴瘤诊断及治疗方面的参考，中华医学会血液学分会淋巴细胞疾病学组在全国范围内征集典型淋巴瘤真实病例，每个病例详述了患者的诊疗经过、治疗方案的选择、治疗效果的评估、预后情况和病例小结，旨在让临床医务工作者集思广益、开阔眼界，吸取他人的经验，在临床实践中更好地服务于患者。

　　全书由 17 个病例汇编而成，全体参编人员付出了艰辛的劳动，经过精心雕琢才得以面世，谨对参与本书编写的全体同仁付出的辛勤工作致以衷心的谢意。本书虽经编者多次校对，但仓促付梓间仍恐有鱼鲁亥豕之误和力所不逮之处，祈望读者不吝指教。

吴德沛　赵维莅

2022 年 10 月

目 录

病例 1 1 例肠道淋巴瘤多学科综合治疗病例分享

梁赟 李娟

浙江大学医学院附属第二医院

【病史及治疗】

➤ 患者，男性，47 岁，2019-03-20 主诉"盗汗 1 月余，腹痛 1 周"入院。

➤ 2019-03-21 血常规显示，血红蛋白 73 g/L，血清 β_2 微球蛋白（β_2-microglobulin，β_2-MG）5.88 mg/L，乳酸脱氢酶（lactate dehydrogenase，LDH）553 U/L，粪便隐血试验（occult blood test，OB）阳性。

➤ 2019-03-21 腹部计算机体层成像（computed tomography，CT）显示，腹腔内多发肿物，较大者大小为 4.7 cm×3.0 cm；肠系膜、腹膜后多发肿大淋巴结，强化均匀；局部胃壁、小肠壁和结肠壁增厚，强化均匀，周围脂肪间隙稍浑浊（图 1-1）。

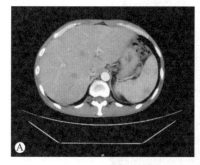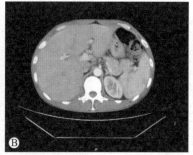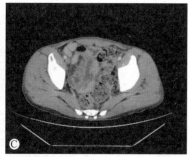

图 1-1 2019-03-21 腹部 CT

注：A. 局部胃壁增厚；B. 腹腔内多发肿物，较大者大小为 4.7 cm×3.0 cm，肠系膜、腹膜后多发肿大淋巴结且强化均匀；C. 肠壁增厚，强化均匀，周围脂肪间隙稍浑浊。

➤ 2019-03-21 颈部 B 型超声（以下简称"B 超"）显示，双侧颈部Ⅱ区和右侧颈部Ⅲ、Ⅳ、Ⅴ区见多枚低回声结节，左侧较大者大小为 1.8 cm×0.7 cm，右侧较大者大小为 3.4 cm×0.9 cm（图 1-2）。

➤ 2019-03-22 正电子发射体层成像/计算机体层成像（positron emission tomography/computed tomography，PET/CT）显示，双侧扁桃体、全身多处淋巴结（双侧颈部、双侧锁骨区、纵隔、胸骨旁、脊柱旁、左侧腋窝、肝胃间隙、脾胃间隙、腹膜后和肠系膜间隙）、多处肠管（十二指肠、部分空回肠和局部结直肠）和多处骨（两侧多根肋骨、脊柱多个椎骨、胸骨、双侧锁骨、双侧髂骨和左侧坐骨、耻骨、股骨）放射线摄取异常增高，最大标准摄取值（maximum standard uptake value，SUV_{max}）波动于 5.75~23.42；肝血池 SUV_{max} 为 2.12，纵隔血池 SUV_{max} 为 1.64（图 1-3）。

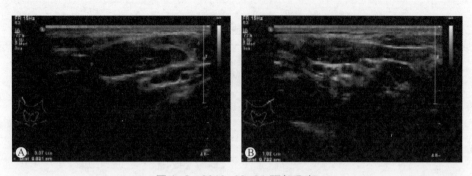

图 1-2 2019-03-21 颈部 B 超

注：A. 左侧颈部低回声结节较大者大小为 1.8cm×0.7cm；B. 右侧颈部低回声结节较大者大小
为 3.4cm×0.9cm。

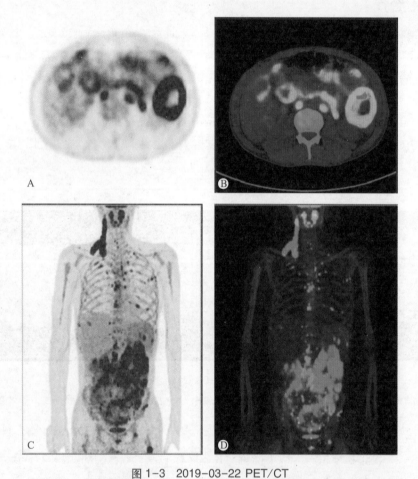

图 1-3 2019-03-22 PET/CT

注：A、B. 多处肠管（十二指肠、部分空回肠和局部结直肠）放射线摄取异
常增高；C、D. 全身多发放射线摄取异常增高，SUV_{max} 波动于 5.75~23.42。

➢ 2019-03-23 患者行右侧颈部淋巴结穿刺活检。术后病理显示，CD30（+）弥漫大 B 细胞淋巴瘤，非生发中心型（图 1-4）。免疫组织化学显示，CD20（大细胞+），细胞抗原受体复合体相关蛋白 a 链（CD79a）（个别+），CD10（-），CD3（弥漫性小细胞+），CD45 淋巴细胞共同抗原（lymphocyte common antigen，LCA）（弥漫性+），人 B 细胞淋巴瘤因子 6（B-cell lymphoma

6 protein，Bcl-6）（弥漫性+），多发性骨髓瘤癌基因-1（*MUM*-1）（大细胞+），CD45RO（弥漫性小细胞+），CD5（小细胞+），细胞周期蛋白D1（Cyclin D1）（－），Ki-67（约30%），CD21（－），CD30（大细胞+），间变淋巴瘤激酶（anaplastic lymphoma kinase，ALK）/*p*80（－），原癌基因（*c-MYC*）（20%，+），CD19（弱+），人B细胞淋巴瘤因子2（B-cell lymphoma 2 protein，Bcl-2）（－），CD15（－），CD56（散在+），细胞角蛋白［cytokeratin，CK（AE1/AE3）］（－）。

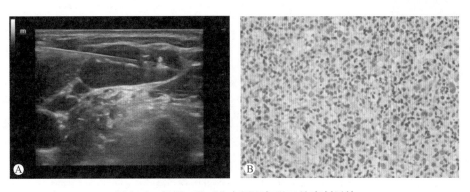

图1-4　2019-03-23右侧颈部淋巴结穿刺活检

注：A. B超引导下右侧颈部淋巴结穿刺活检；B. CD30（+）弥漫大B细胞淋巴瘤，非生发中心型。

➢ 2019-03-25患者行骨髓穿刺活检。术后病理显示，骨髓内增生显著活跃，黄髓基本消失，三系细胞（粒细胞、红细胞和巨核细胞）增生明显活跃，浆细胞增多，其中可见小淋巴细胞浸润，考虑淋巴瘤累及骨髓（图1-5）。诊断为弥漫大B细胞淋巴瘤，非生发中心型，ⅣB期，淋巴瘤国际预后指数（international prognostic index，IPI）4分。

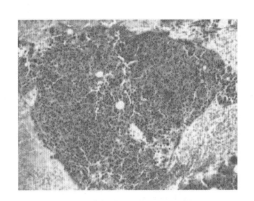

图1-5　2019-03-25骨髓穿刺活检

【病史及治疗续】

➢ 2019-04-04患者行RCHOP（R，利妥昔单抗；C，环磷酰胺；H，多柔比星；O，长春新碱；P，泼尼松）方案诱导治疗。

➢ 2019-04-07患者腹痛较剧烈，急诊腹部CT提示消化道穿孔，遂行急诊手术"腹腔镜探查+肠粘连松解+小肠部分切除+端端吻合"（术中发现距十二指肠悬韧带10 cm处淋巴瘤侵犯肠壁全层，形成长3 cm的破口，与大网膜、降结肠和左肾致密粘连，无法将肿瘤完整切除，故将肿瘤近端和远端小肠行端端吻合）。

➢ 2019-04-16 患者术后转入重症监护病房（intensive care unit, ICU），且反复发热，引流液培养发现大肠埃希菌和肺炎克雷伯菌。

➢ 2019-05-25 全腹增强 CT 显示，肠系膜、腹膜后多发淋巴结，较 2019-04-07 急诊 CT 进展；肝内见多个新发结节。

➢ 2019-05-25 患者自动出院。

【本病例小结】

原发性肠道淋巴瘤的病因包括感染［如 EB 病毒（Epstein-Barr virus, EBV）、人类免疫缺陷病毒（human immunodeficiency virus, HIV）和肠道弯曲菌等］、免疫紊乱（包括炎性肠病、克罗恩病和乳糜泻等）、环境污染和基因突变。原发性肠道淋巴瘤中 B 细胞淋巴瘤最常见，其中弥漫大 B 细胞淋巴瘤占 39%~47%。原发性肠道淋巴瘤的发病部位以回盲部和小肠为主，少部分累及大肠，广泛侵犯者占 5%~15%。肠道淋巴瘤的主要并发症包括肠梗阻、肠出血和肠穿孔，多见于侵袭性淋巴瘤。

肠道淋巴瘤患者是否进行手术争议很大。一项研究回顾性分析了 192 例胃肠道淋巴瘤患者的临床表现、大体表现、检查结果和 IPI，为需要手术的胃肠道事件制定了风险评分。其结果显示，21 例（11%）患者发生了严重的胃肠道事件。一项入组 345 例患者的回顾性队列研究比较了手术对原发性肠道弥漫大 B 细胞淋巴瘤患者生存和生活质量的影响。其结果发现，345 例患者中，54.5% 的患者接受手术+化疗，40.3% 的患者仅接受化疗［化疗方案主要为 CHOP（C，环磷酰胺；H，多柔比星；O，长春新碱；P，泼尼松龙）和 RCHOP］；Lugano 分期为 Ⅰ/Ⅱ 期的患者，手术+化疗可提高完全缓解（complete response, CR）率和总生存（overall survival, OS）率，降低复发率；Lugano 分期为 Ⅳ 期的患者，手术+化疗和单纯化疗间无差异。对于局限期患者，手术+化疗的效果更好；对于弥漫期患者，手术无法改善 OS 率和无进展生存（progression-free survival, PFS）期。

手术可作为肠道淋巴瘤患者出现并发症（如肠梗阻或肠出血）时的首选治疗方法。对于肠道淋巴瘤，FLASH 评分系统可评估并发症风险，为是否手术提供指导。临床医师应对患者做精确分层，并判断手术获益，必要时可将手术提前。

参 考 文 献

［1］OLSZEWSKA-SZOPA M, WRÓBEL T. Gastrointestinal non-Hodgkin lymphomas［J］. Adv Clin Exp Med, 2019, 28（8）：1119-1124.

［2］李越洋，胡冬至，王亚非，等. 219 例原发胃肠道非霍奇金淋巴瘤患者的临床特征［J］. 中国实验血液学杂志，2020，28（3）：849-854.

［3］KIM SJ, CHOI CW, MUN YC, et al. Multicenter retrospective analysis of 581 patients with primary intestinal non-hodgkin lymphoma from the Consortium for Improving Survival of Lymphoma（CISL）［J］. BMC Cancer, 2011, 11：321.

［4］AOKI T, YAMADA A, TAKAHASHI M, et al. Development and internal validation of a risk scoring system for gastrointestinal events requiring surgery in gastrointestinal lymphoma patients［J］. J Gastroenterol Hepatol, 2019, 34（4）：693-699.

［5］KIM SJ, KANG HJ, KIM JS, et al. Comparison of treatment strategies for patients with intestinal diffuse large B-cell lymphoma：surgical resection followed by chemotherapy versus chemotherapy alone［J］. Blood, 2011, 117（6）：1958-1965.

病例 2　1 例难治性外周 T 细胞淋巴瘤病例分享

黄　懿

贵州医科大学附属医院

【病史及治疗】

➢ 患者，女性，50 岁，身高 158 cm。

➢ 2017-08 患者于当地医院查出双侧颈部肿物，考虑"结核"并行"抗结核治疗"后出院。

➢ 2018-07 患者因双侧颈部肿物再次出现发热住院，考虑"感染"，行"抗感染治疗"后出院。

【病史及治疗续一】

➢ 2019-01 患者至广州医科大学附属第一医院就诊，行左侧颈部肿物穿刺活检，病理考虑为外周 T 细胞淋巴瘤（图 2-1）。

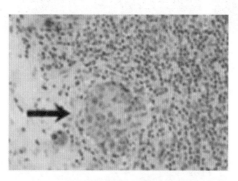

图 2-1　2019-01 左侧颈部肿物穿刺活检病理结果

注：箭头指向病灶。

➢ 2019-01-11 正电子发射体层成像/计算机体层成像（PET/CT）显示，双侧咽旁间隙、双侧颈部、双侧锁骨上、纵隔、双侧肺门、左侧腋窝、鼻咽顶、舌左前、左下肺门和左侧胸膜-肋骨间隙多发结节，考虑非霍奇金淋巴瘤（图 2-2）。

➢ 2019-01-11 荧光原位杂交（fluorescence in situ hybridization，FISH）阴性（图 2-3）。

➢ 2019-01-11 患者行骨髓穿刺活检，病理显示骨髓无累及（图 2-4）。

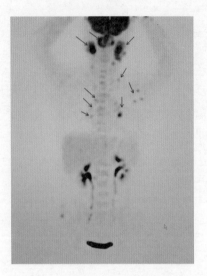

图 2-2　2019-01-11 PET/CT

注：箭头指向病灶。

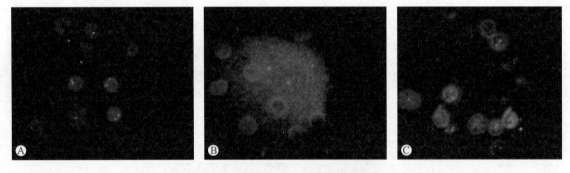

图 2-3　2019-01-11 FISH 检测结果

注：A. 人 B 细胞淋巴瘤因子 2（Bcl-2）/免疫球蛋白重链（immuno globulin heavy chain，IGH）双色融合探针检测 t（14；18）易位；B. 定位于染色体 8q24 的 *c-MYC* 基因重排；C. *p53* 基因与 13q 染色体。

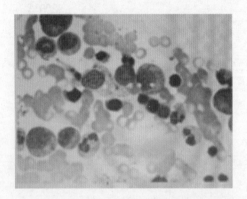

图 2-4　2019-01-11 骨髓穿刺活检病理结果

> 2019-01-11 免疫球蛋白重链（IGH）-细胞周期 D1 重组蛋白（recombinant Cyclin D1，CCND1）融合基因（*IGH-CCND*1）阳性（图 2-5）。

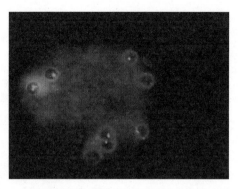

图 2-5 2019-01-11 *IGH-CCND*1 融合基因阳性

注：IGH（14 号染色体）为白色荧光信号（G），CCND1（Bcl-1 和 11 号染色体）为红色荧光信号（R），典型 *IGH-CCND*1 的融合信号为 1R1G2F。

➢ 2019-01-11 患者确诊外周 T 细胞淋巴瘤，非特指，Ⅳ期，B 组，淋巴瘤国际预后指数（IPI）2 分（结外侵犯鼻咽、舌和肺）。

➢ 2019-01-19、2019-02-09 患者行 CHOP（C，环磷酰胺；H，多柔比星；O，长春新碱；P，泼尼松龙）方案化疗 2 个周期，但病情进展，左侧颈部肿物逐渐增大并出现流脓症状，最大径为 4.0 cm，皮肤表面见一大小为 1.5 cm×1.0 cm 的破口（图 2-6）。

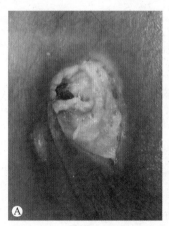
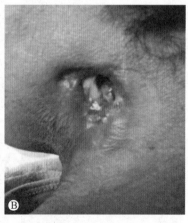

图 2-6 2019-02-09 患者左侧颈部皮肤破溃
注：A. 正面观；B. 侧面观。

➢ 2019-02-23 患者调整抗感染治疗方案，使用头孢唑肟抗感染。
➢ 2019-03-01 患者行 CHOP 方案第 3 个周期化疗。
➢ 2019-03-04 患者应用哌拉西林钠他唑巴坦钠+万古霉素+甲硝唑治疗。
➢ 2019-03-07 患者换用哌拉西林钠他唑巴坦钠+甲硝唑达托霉素+氟康唑治疗，但创面仍无改善。

【病史及治疗续二】

➢ 2019-03-08 患者行分泌物细菌培养和鉴定，发现丝状真菌（图 2-7）。

➢ 2019-03-09 患者行咽拭子细菌培养和鉴定，发现白假丝酵母菌（图 2-8）。

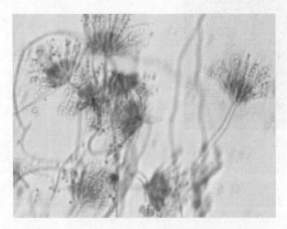
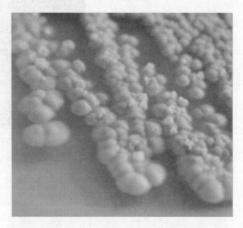

图 2-7　2019-03-08 分泌物细菌培养和鉴定　　　　图 2-8　2019-03-09 咽拭子细菌培养和鉴定

➢ 2019-03-18 PET/CT 显示，腹膜后新增多枚淋巴结，代谢增高；右侧髂前上棘局部骨密度减低，代谢增高，考虑淋巴瘤浸润，疾病进展（图 2-9）。

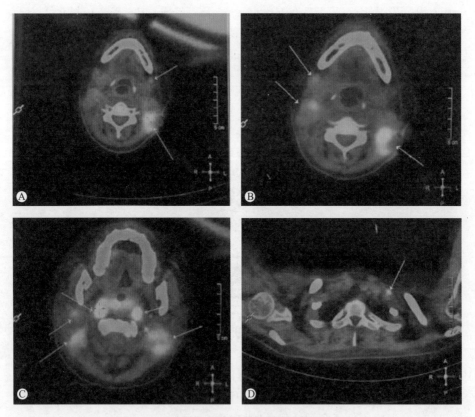

图 2-9　2019-03-18 PET/CT

注：A. 双侧颈部和右侧颌下见肿大淋巴结，伴[18]F-氟代脱氧葡萄糖（[18]F fluorodeoxyglucose，[18]F-FDG）摄取增高，箭头指向病灶；B. 双侧颈部和双侧咽旁间隙见肿大淋巴结，伴[18]F-FDG 摄取增高，箭头指向病灶；C. 左侧颌下和左侧颈部见肿大淋巴结，伴[18]F-FDG 摄取增高，箭头指向病灶；D. 左侧锁骨上见肿大淋巴结，伴[18]F-FDG 摄取增高，箭头指向病灶。

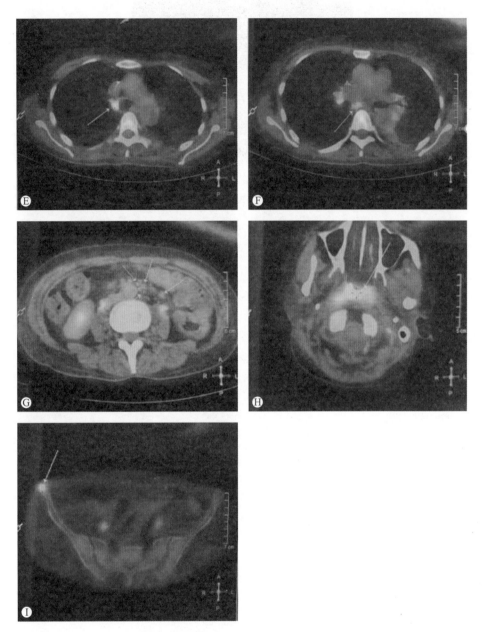

图2-9　2019-03-18 PET/CT（续图）

注：E. 纵隔4R区见肿大淋巴结，伴^{18}F-FDG摄取增高，箭头指向病灶；F. 纵隔7区见肿大淋巴结，伴^{18}F-FDG摄取增高，箭头指向病灶；G. 腹膜后多发淋巴结，伴^{18}F-FDG摄取轻度增高，箭头指向病灶；H. 鼻咽部后壁^{18}F-FDG摄取增高，箭头指向病灶；I. 右侧髂前上棘局部骨质密度减低，伴^{18}F-FDG摄取增高，箭头指向病灶。

➢ 2019-03-27至2019-04-17患者行西达苯胺+DHAP（顺铂+阿糖胞苷+地塞米松）方案进行第4个周期化疗。

➢ 2019-04-17至2019-05-17患者行西达苯胺单药方案第5个周期化疗，疾病部分缓解（图2-10）。

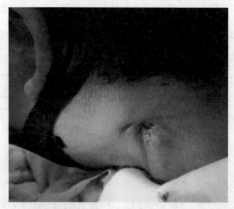

图 2-10　2019-05-17 第 5 个周期化
疗后患者颈部病灶外观

➢ 2019-05-18 PET/CT 显示，患者原有多发高代谢结节较 2019-03-18 明显缩小，代谢活性明显减低，部分淋巴结消失。

➢ 2019-05-19 患者行环磷酰胺+重组人粒细胞集落刺激因子（recombinant human granulo-cyte-colony stimulating factor，rhG-CSF）干细胞动员。

➢ 2019-06-05 至 2019-06-06 患者行干细胞采集。

➢ 2019-06-28 至 2019-07-04 患者行 BEAM（B，卡莫司汀；E，依托泊苷；A，阿糖胞苷；M，美法仑）预处理方案（表 2-1）。

表 2-1　2019-06-28 至 2019-07-04 BEAM 预处理方案

时间	方案
-7 天（2019-06-28）	大剂量水化、碱化，保护脏器；预防病毒、真菌、肺孢子菌肺炎，肠道清除
-6 天（2019-06-29）	卡莫司汀 300 mg/m², 400 mg，1 天 1 次
-5 天（2019-06-30）	依托泊苷 100 mg/m², 125 mg，每 12 小时 1 次；阿糖胞苷 200 mg/m², 200 mg，每 12 小时 1 次
-4 天（2019-07-01）	同-5 天
-3 天（2019-07-02）	同-5 天
-2 天（2019-07-03）	同-5 天
-1 天（2019-07-04）	美法仑 140 mg/m², 200 mg，1 天 1 次，停用抗病毒药物

➢ 2019-07-05 患者行自体造血干细胞移植。移植后血小板和中性粒细胞计数变化见图 2-11 和图 2-12。移植前和移植后 1 年患者 PET/CT 的对比见图 2-13 和图 2-14。

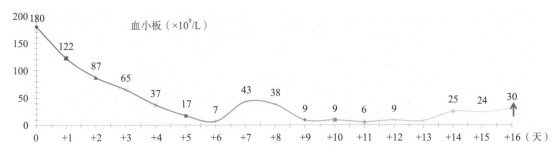

图 2-11　2019-07-05 至 2019-07-21 造血干细胞移植后血小板计数变化

注：横坐标代表移植后天数，纵坐标代表血小板计数。

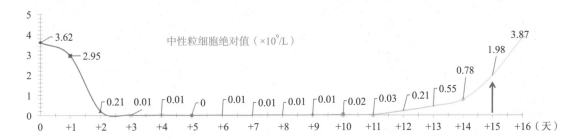

图 2-12　2019-07-05 至 2019-07-21 造血干细胞移植后中性粒细胞计数变化

注：横坐标代表移植后天数，纵坐标代表中性粒细胞绝对值。

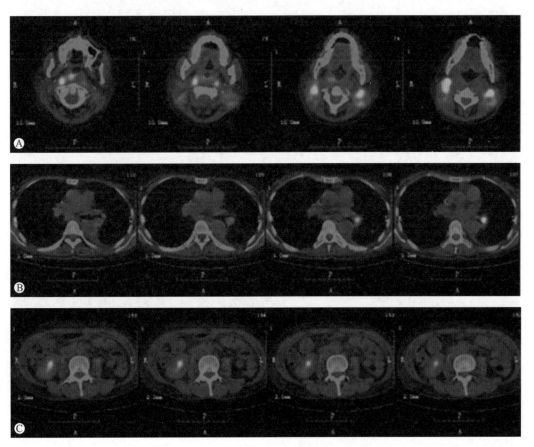

图 2-13　2019-07-05 干细胞移植前 PET/CT

注：A. 颈部；B. 胸部；C. 腹部。

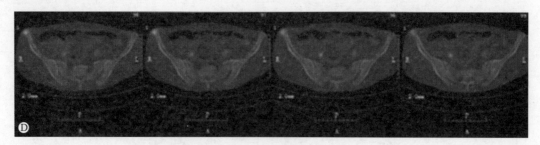

图 2-13　2019-07-05 干细胞移植前 PET/CT（续图）

注：D. 盆腔。

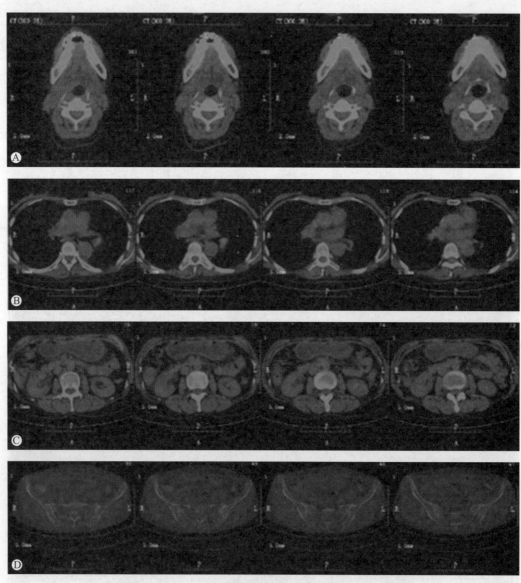

图 2-14　2020-07-05 干细胞移植 1 年后 PET/CT

注：A. 颈部；B. 胸部；C. 腹部；D. 盆腔。

【本病例小结】

2019 年美国国家综合癌症网络（National Comprehensive Cancer Network，NCCN）指南（第

2 版）和 2018 年日本肝病学会（The Japan Society of Hepatology，JSH）指南均推荐应用 CHOP 化疗方案治疗外周 T 细胞淋巴瘤。此外，2019 年美国 NCCN 指南（第 2 版）还推荐外周 T 细胞淋巴瘤患者应用西达苯胺+DHAP 方案化疗。

《造血干细胞移植治疗淋巴瘤中国专家共识（2018 版）》和 2018 年美国 NCCN 指南推荐淋巴瘤患者行自动造血干细胞移植（hematopoietic stem cell transplantation，HSCT）一线巩固治疗。根据《欧洲血液和骨髓移植组织立场声明：多发性骨髓瘤和淋巴瘤患者自体造血干细胞动员》，选择环磷酰胺+G-CSF 作为动员方案，选择 BEAM 方案作为预处理方案。造血干细胞移植后，本例患者血小板植活、中性粒细胞植活；移植后 1 年复查 PET/CT，对比移植前 PET/CT，明显好转，[18]F-FDG 摄取旺盛病灶消失。

参 考 文 献

［1］NAGAI H. Revision of JSH guideline for tumors of hematopoietic and lymphoid tissues 2018：lymphoma ［J］. Rinsho Ketsueki，2018，59（10）：2146-2152.

［2］中国抗癌协会血液肿瘤专业委员会，中华医学会血液学分会白血病淋巴瘤学组，中国临床肿瘤学会抗淋巴瘤联盟 . 造血干细胞移植治疗淋巴瘤中国专家共识（2018 版）［J］. 中华肿瘤杂志，2018，40（12）：927-934.

［3］MOHTY M，HÜBEL K，KRÖGER N，et al. Autologous haematopoietic stem cell mobilisation in multiple myeloma and lymphoma patients：a position statement from the European Group for Blood and Marrow Transplantation ［J］. Bone Marrow Transplant，2014，49（7）：865-872.

病例 3 1 例血管免疫母细胞性 T 细胞淋巴瘤病例分享

宗香萍 贾思寻 沈宏杰 倪 浩 李彩霞

苏州大学附属第一医院

【病史及治疗】

➤ 患者，男性，48 岁，2018-01 以"全身网状青斑 1 月余，乏力伴尿色加深 1 周"入院。既往体健，否认家族遗传病和类似疾病史。

➤ 2018-01 患者做相关检查。结果显示，白细胞 5.86×10⁹/L，血红蛋白 37 g/L，平均红细胞体积（mean corpuscular volume，MCV）125 fl，血小板（platelet，PLT）233×10⁹/L，网织红细胞 0.5%；叶酸>24.2 μg/L，维生素 B₁₂ 235 pg/ml；抗人球蛋白试验（直接+++）；总胆红素 57.2 μmol/L，间接胆红素 42.6 μmol/L；乳酸脱氢酶（LDH）875 U/L；球蛋白 44.4 g/L［免疫球蛋白 G（immunoglobin G，IgG）22.9g/L，免疫球蛋白 A（immunoglobin A，IgA）5.26 g/L，免疫球蛋白 M（immunoglobin M，IgM）11.2 g/L］；EB 病毒（EBV）阳性；阵发性睡眠性血红蛋白尿（paroxysmal nocturnal hemoglobinuria，PNH）检查阴性；抗核抗体（antinuclear antibody，ANA）、抗可溶性抗原（extractable nuclear antigen，ENA）抗体、抗双链 DNA 抗体、抗中性粒细胞胞质抗体、抗磷脂抗体、狼疮抗凝物、补体 C3 和 C4、类风湿因子均正常。

➤ 2018-01 浅表淋巴结彩色多普勒超声显示，双侧颌下、双侧颈部、双侧锁骨上、左侧腋窝和双侧腹股沟多发肿大淋巴结。

➤ 2018-01 胸部计算体层成像（CT）显示，纵隔多发淋巴结。

➤ 2018-01 骨髓穿刺活检显示，骨髓增生活跃，红系幼红细胞呈簇状分布。

➤ 2018-01 患者行左侧腹股沟淋巴结穿刺活检，病理结果未出前初步诊断为溶血性贫血（淋巴瘤待排除）、EBV 血症，行免疫球蛋白+血浆置换吸附抗体，并输注洗涤红细胞支持治疗，血红蛋白恢复至 79 g/L。左侧腹股沟淋巴结穿刺活检结果见表 3-1。

表 3-1 2018-01 患者在各诊断中心左侧腹股沟淋巴结穿刺活检结果

诊断中心	形态描述	免疫组织化学	结论
上海交通大学 — 医学院附属仁济医院		CD3（+），CD20（+），CD79a（+），Bcl-2（+），Cyclin D1（-），CD30（-），Ki-67（70%，+），CD21（+），CD5（+），CD23（+）	血管免疫母细胞性 T 细胞淋巴瘤

续 表

诊断中心	形态描述	免疫组织化学	结论
中国人民解放军总医院	淋巴结滤泡结构消失，高内皮小静脉见枝丫状增生，血管旁较多中等大小淋巴细胞浸润，其中混有少数免疫母细胞性活化淋巴细胞	CD3（+），Bcl-2（+），CD5（+），CD4（多数+），CD8（少数+），CXCL13（+），PD-1（+），Ki-67（40%，+），CD21（滤泡树突状细胞+），CD23（滤泡树突状细胞+），CD30（活化细胞+），CD20（残存 B 细胞+），CD79a（+），Cyclin D1（-）	淋巴结滤泡辅助 T 细胞来源的淋巴瘤，倾向血管免疫母细胞性 T 细胞淋巴瘤
北京大学第三医院	被膜轻度增厚，淋巴结滤泡结构消失，可见血管增生，内皮肥胖，在组织样细胞背景中可见胞质透明的肿瘤细胞，并夹杂少量母细胞样细胞	CXCL13（少量+），CD10（散在+），CD138（-），CD21（滤泡树突状细胞网不规则），EBER（热点区 15%，+），CD3（多量+），Ki-67（40%，+），CD4（+），CD20 少量（+）	血管免疫母细胞性 T 细胞淋巴瘤
上海复旦临床病理诊断中心	—	CD3（+），CD43（+），Bcl-2（-/+），CD10（+），Bcl-6（+/-），CXCL13（+），PD-1（+），CD21（滤泡树突状细胞+），TIA-1（-/+），CD4（-/+），CD8（+/-），CD20（-），小淋巴细胞（+），CD68（KP-1）（-），组织细胞（+），Ki-67（30%，+）	淋巴结滤泡辅助 T 细胞来源的淋巴瘤

注：Bcl. 人 B 细胞淋巴瘤因子；Cyclin D1. 细胞周期蛋白 D1；CXCL13. 趋化因子配体 13；PD-1. 程序性死亡蛋白-1；EBER. EB 病毒编码的 RNA；TIA-1. T 细胞内抗原 1；—. 本项无内容。

【病史及治疗续一】

➢ 2018-02 正电子发射体层成像/计算机体层成像（PET/CT）显示，两侧颌下、颈部、腋窝和纵隔多发小淋巴结，^{18}F-氟代脱氧葡萄糖（^{18}F-FDG）摄取增高；两侧腹股沟多发小淋巴结，最大标准摄取值（SUV_{max}）为 0.96，伴 ^{18}F-FDG 摄取轻度增高；全身骨髓 SUV_{max} 为 3.14，伴弥漫性 ^{18}F-FDG 摄取增高。

➢ 2018-02-18、2018-03-13、2018-04-13 患者行西达苯胺+CHOP（C，环磷酰胺；H，脂质体多柔比星；O，长春新碱；P，泼尼松）方案化疗 3 个周期，但使用脂质体多柔比星后患者出现胸闷、心悸和大汗等类似变态反应的表现；注射长效粒细胞集落刺激因子后，患者亦出现胸闷、心悸和大汗等类似变态反应的表现。

【病史及治疗续二】

➢ 2018-05-12 PET/CT 显示，淋巴瘤多维尔（Deauville）评分 1 分（图 3-1）。

➢ 2018-05-12 至 2018-10-16 患者使用利妥昔单抗清除 B 淋巴细胞，大剂量 CHOP 方案动员采集，CHOPE（C，环磷酰胺；H，多柔比星；O，长春新碱；P，泼尼松；E，依托泊苷）方案化疗 1 个周期，R2-GEMOX（R2，利妥昔单抗+来那度胺；GEM，吉西他滨；OX，奥沙利铂）方案化疗 1 个周期，来那度胺+GEMOX（GEM，吉西他滨；OX，奥沙利铂）方案化疗 2 个周期。

➢ 2018-11-14 PET/CT 显示，淋巴瘤 Deauville 评分 1 分（图 3-2）。

➢ 2018-11-18 患者行 BEAM（B，卡莫司汀；E，依托泊苷；A，阿糖胞苷；M，美法仑）预处理方案+自体干细胞移植。移植后采用来那度胺单药维持治疗 1 年疾病完全缓解（complete response，CR）。

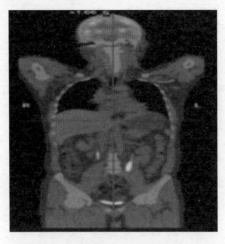

图 3-1　2018-05-12 PET/CT

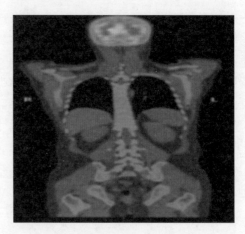

图 3-2　2018-11-14 PET/CT

【病史及治疗续三】

➢ 2021-05-07 EBV-DNA 4.93×10³ U/ml。

➢ 2021-05-07 血常规、血生化均正常。

➢ 2021-05-09 EBV-DNA 5.12×10³ U/ml。

➢ 2021-05-10 淋巴细胞亚群 EBV 分析显示，B 细胞中检测到 EBV。

➢ 2021-05-12 颈部增强 CT 显示，左侧颌下和颈动脉间隙多发小淋巴结。

➢ 2021-05-19 PET/CT 显示，双侧颌下见小淋巴结，未见¹⁸F-FDG 摄取增高，淋巴瘤 Deauville 评分 1 分（图 3-3）。

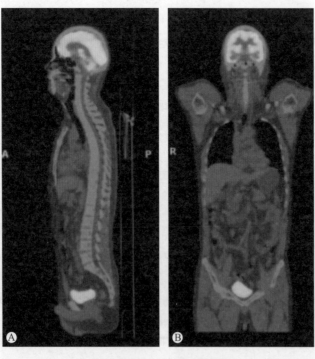

图 3-3　2021-05-19 PET/CT

注：A. 侧面观；B. 背面观。

➢ 2021-05-19 患者无临床表现，影像学检查无新发病灶，EBV 复阳。

➢ 2021-05-19 基因检测结果见表 3-2。患者被诊断为血管免疫母细胞性 T 细胞淋巴瘤自体造血干细胞移植术后 EBV 血症，分子水平复发（表 3-3）。但无影像学和临床表现等复发证据，其既往多次化疗，自体干细胞移植后 EBV 复阳（感染在 B 细胞），伴 RHOA、TET2 基因等表观遗传学突变，给予利妥昔单抗清除 B 淋巴细胞，以及 PD-1+硫唑嘌呤+仑伐替尼治疗。

表 3-2　2021-05-19 基因检测结果

基因	变异	突变型	血浆丰度*
RHOA	p. G17V 第 2 外显子错义突变	c. 50G>T（p. G17V）	0.4%
TET2	p. Q1034* 第 3 外显子无义突变	c. 3100C>T（p. Q1034*）	1.6%
	p. A1344K 第 8 外显子错义突变	c. 4030_ 4031delinesAA（p. A1344K）	1.1%

注：*. 肿瘤特有突变。

表 3-3　2021-05-19 分子水平复发

细胞分子	结果
辅助性/诱导性 T 淋巴细胞（T4 细胞）	下降 35.83%
CD8（+）初始 T 细胞	下降 0.84%
CD8（+）分化/衰老 T 细胞	升高 81.02%

【本病例小结】

血管免疫母细胞性 T 细胞淋巴瘤是一种起源于滤泡辅助性 T 细胞的外周 T 淋巴细胞肿瘤，以瘤细胞的多形性和高内皮血管、树突状细胞的明显增生为组织病理学特征。

血管免疫母细胞性 T 细胞淋巴瘤的瘤细胞表达 T 细胞分化抗原，如 CD2、CD3 和 CD5，多数病例的瘤细胞为 CD4（+）。瘤细胞特征性表达滤泡辅助性 T 细胞标志。约 90% 的病例可检出 T 细胞受体基因的克隆性重排，约 20% 的病例存在免疫球蛋白基因的克隆性重排。

一项回顾性研究分析了 38 例复发/难治性原发性纵隔大 B 细胞淋巴瘤患者，治疗方案包括RCHOP（R，利妥昔单抗；C，环磷酰胺；H，多柔比星；O，长春新碱；P，泼尼松）和REPOCH（R，利妥昔单抗；E，依托泊苷；P，泼尼松；O，长春新碱；C，环磷酰胺；H，多柔比星），共 23 例患者进行组织或血浆的高通量测序 panel 检测，结果显示，CR 患者和疾病进展（progressive disease，PD）患者有 32 个（25.2%）相同基因突变。该研究对 16 例患者进行了循环肿瘤 DNA（circulating tumor DNA，ctDNA）动态监测，发现 15 例患者在中位 2（0~5）个周期化疗后 ctDNA 转阴，1 例原发性耐药患者 ctDNA 持续阳性，4 例复发患者（1 例 ctDNA 持续阳性）中有 3 例血浆 ctDNA 较影像学检查提前 0.5 个月提示复发。

一项研究纳入 30 例初治 T 细胞淋巴瘤患者，血浆中瘤细胞克隆的检出与 PET/CT 有较好的一致性（7/8），其中 1 例患者的 ctDNA 较影像学检查提前 2 个月发现了复发倾向。

血管免疫母细胞性 T 细胞淋巴瘤是常见的外周 T 细胞淋巴瘤亚型，临床表现极具异质性。表观遗传学在血管免疫母细胞性 T 细胞淋巴瘤的发病中起关键作用，针对表观遗传学调控的治疗有望在其治疗中取得巨大进步。ctDNA 在淋巴瘤疾病状态的监测中可能会早于影像学检查优先发现疾病进展，有望在分子残留病灶的监测中扮演重要角色。

参 考 文 献

ZHANG W，WANG W，HAN X，et al. Circulating tumor DNA by high-throughput sequencing of T cell receptor monitored treatment response and predicted treatment failure in T cell lymphomas［J］. Int J Lab Hematol，2021，43（5）：1041-1049.

病例 4　1 例弥漫大 B 细胞淋巴瘤病例讨论

朱尊民　姜　丽　袁晓莉　马荣军　贾　萌　王力夫　武明辉

河南省人民医院

【病史及治疗】

➤ 患者，男性，57 岁，诊断"乙型病毒性肝炎（以下简称'乙肝'）、肝硬化"3 个月，规律口服恩替卡韦；个人史、家族史均无特殊。

➤ 2019-01-15 患者发现右侧腹股沟肿大淋巴结，约蚕豆大小，质硬，无痛，无发热，至本地医院就诊。超声显示，肝硬化，脾大，双侧腹股沟多发肿大淋巴结。遂行右侧腹股沟淋巴结穿刺活检，病理提示为弥漫大 B 细胞淋巴瘤，生发中心型。免疫组织化学显示，CD20（+），CD3（-），CD5（弱+），CD10（-），人 B 细胞淋巴瘤因子 6（Bcl-6）（+），多发性骨髓瘤癌基因-1（*MUM*-1）（-），CD30（-），CD21（滤泡树突状细胞网+），CD23（+），Ki-67（70%，+）（图 4-1）。

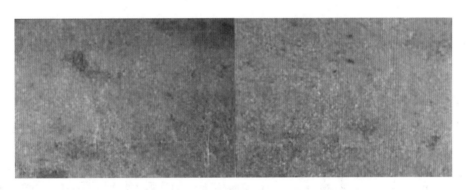

图 4-1　2019-01-15 右侧腹股沟淋巴结免疫组织化学

➤ 2019-01-22 患者无明显诱因出现腹痛、腹胀，行对症治疗后无明显缓解，为进一步治疗至河南省人民医院就诊。

➤ 2019-01-25 患者以"乙肝、肝硬化、淋巴瘤"被收入院。患者自发病以来，神志清，精神可，流质饮食，无大便，尿黄，体重无明显变化。

➤ 2019-01-25 查体显示，体温 36.4 ℃，脉搏 74 次/分，呼吸 20 次/分，血压 124/81 mmHg；神志清，精神尚可；巩膜和皮肤黏膜黄染；无皮疹、皮下出血；无肝掌、蜘蛛痣；右侧腹股沟区可见敷料包扎，其余未触及浅表肿大淋巴结；心肺听诊未见明显异常；腹部平坦、柔软，无腹壁静脉曲张，无压痛、反跳痛，肝肋下未触及，脾肋下约 4 cm，腹部无肿物。

➤ 2019-01-25 血常规显示，白细胞 $4.14×10^9$/L，血红蛋白 134 g/L，血小板 $63×10^9$/L。

➤ 2019-01-25 凝血四项显示，凝血酶原时间 11.9 秒，凝血酶原活动度 100%，活化部分凝血活酶时间 30.4 秒，血浆纤维蛋白原 3.02 g/L。

➤ 2019-01-25 肾功能、电解质检查显示，肌酐 65 μmol/L，尿素 5.4 nmol/L，钾离子 3.41 mmol/L，钠离子 139 mmol/L，氯离子 97 mmol/L，钙离子 2.18 mmol/L。

➤ 2019-01-25 血淀粉酶 70 U/L，尿淀粉酶 232 U/L。

➤ 2019-01-25 乙肝五项显示，乙肝表面抗原（+），抗乙肝病毒表面抗体（-），乙肝 E 抗原（-），乙肝 E 抗体（+），乙肝核心抗体（+）。

➤ 2019-01-25 乙肝病毒基因 13.9 U/ml。

➤ 2019-01-25 肝功能检查显示，谷丙转氨酶 147 U/L，谷草转氨酶 74.7 U/L，总蛋白 58.4 g/L，白蛋白 37.6 g/L，球蛋白 20.8 g/L，总胆红素 214 μmol/L，直接胆红素 178 μmol/L，非结合胆红素 36 μmol/L，前白蛋白 163 mg/L，碱性磷酸酶 342 U/L，谷氨酰转肽酶 360 U/L，乳酸脱氢酶 239 U/L。

➤ 2019-01-25 肿瘤标志物显示，糖类抗原 19-9（carbohydrate antigen 19-9，CA19-9）64.4 U/ml，甲胎蛋白（alpha fetoprotein，AFP）1.69 ng/ml。

➤ 2019-01-25 EB 病毒（EBV）-DNA <5.00E+02 U/ml，巨细胞病毒 DNA（cytomegalovirus DNA，CMV-DNA）<5.00E+02 U/ml。

➤ 2019-01-25 β_2 微球蛋白 3.84 mg/L。

➤ 2019-01-25 免疫全套、甲状腺功能和心电图等检查未见明显异常。

➤ 2019-01-28 胸部、腹部超声显示，第一肝门处和胰头周围多发低回声团块（其一累及肝外胆管中下段），肝内外胆管增宽，肝内见高回声，肝实质回声致密增强，肝门静脉系统增宽；胆囊壁厚、毛糙；脾大，副脾；左心室舒张功能减退。

➤ 2019-01-28 胸部、腹部、骨盆计算机体层成像（CT）显示，双肺见陈旧性病变，右肺下叶多发结节；双侧胸膜局限性增厚；肝硬化，门静脉高压，肝左叶见占位性病变，肝异常灌注，肝囊肿，肝门部多发软组织影（淋巴瘤可能），局部胆管、门静脉受侵；脾大，少量腹水；双肾囊肿；双侧腹股沟淋巴结肿大，淋巴瘤可能性大（图4-2）。

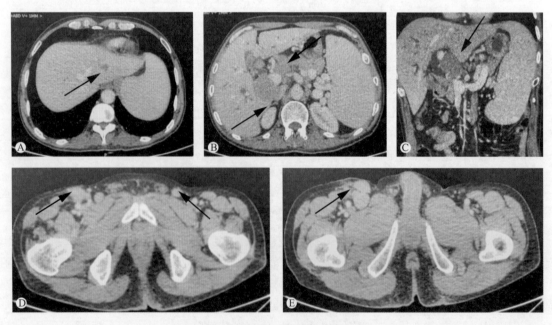

图 4-2　2019-01-28 腹部、骨盆 CT

注：A. 腹部 CT，箭头指向肝左叶病灶；B、C. 腹部 CT，箭头指向肝门部病灶；D、E. 骨盆 CT，箭头指向腹股沟肿大淋巴结。

➢ 2019-01-29 腹部磁共振成像（magnetic resonance imaging，MRI）显示，肝门部胆管局限性狭窄、纤细，肝内胆管扩张明显，肝门部和肝左叶见异常信号影；胆囊显影欠佳；双肾囊肿（图4-3）。

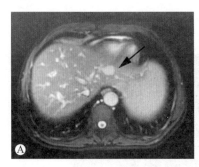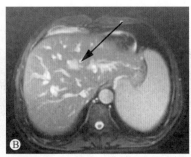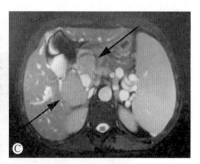

图4-3　2019-01-29 腹部 MRI

注：A、B. 箭头指向肝内扩张胆管；C. 箭头指向肝门部病灶。

➢ 2019-01-30 患者行骨髓象检查。结果显示，髓片取材、涂片、染色良好，骨髓增生活跃（G = 49.2%，E = 40.8%，G：E = 1.21：1.30），粒系细胞增生活跃，中幼粒细胞比值增高，其余各期细胞比值大致正常，部分胞质内颗粒粗大；嗜酸性粒细胞、嗜碱性粒细胞均可见；红系细胞增生明显活跃，中幼红细胞、晚幼红细胞比值增高，可见炭核幼红细胞；成熟红细胞大小不等，色素充盈尚可；淋巴细胞比值减低，形态无明显异常；浆细胞可见；全片见巨核细胞 150 个，分类 25 个，其中颗粒型巨核细胞 21 个、产板型巨核细胞 4 个，血小板散在且小簇可见，形态大致正常；未见特殊细胞。

➢ 2019-01-30 患者行流式细胞术检测。结果显示，淋巴细胞占有核细胞的 6.2%［T 细胞占淋巴细胞的 80.97%（CD4/CD8 = 0.49），B 细胞占淋巴细胞的 14.84%［Kappa（+）/Lambda（+）= 1.08］，自然杀伤（natural killer，NK）细胞占淋巴细胞的 4.19%］，粒细胞占有核细胞的 55.55%（其中嗜酸性细胞占有核细胞的 0.52%），单核细胞占有核细胞的 1.19%，幼红细胞占有核细胞的 29.29%。本次检测淋巴细胞占有核细胞的比例减低，T 细胞的 CD4/CD8 比值减低，其余未见明显异常淋巴细胞。

➢ 2019-01-30 综合以上检查，患者被诊断为弥漫大 B 细胞淋巴瘤，生发中心型，Ⅳ期，淋巴瘤国际预后指数（IPI）3 分；肝功能异常，黄疸，慢性乙型病毒性肝炎，肝硬化，门静脉高压，脾大，腹水，肝占位性质待定，肝囊肿，肾囊肿。

【病史及治疗续一】

➢ 2019-02-02 至 2019-06-19 患者行 RCHOP（R，利妥昔单抗；C，环磷酰胺；H，多柔比星；O，长春新碱；P，泼尼松）方案治疗弥漫大 B 细胞淋巴瘤共 6 个周期；服用恩替卡韦抗乙肝病毒；服用护肝、降酶、退黄药物进行治疗。

➢ 2019-02-06 肝功能、肾功能、电解质检查显示，谷丙转氨酶 51.7 U/L，总蛋白 58.6 g/L，白蛋白 36.3 g/L，总胆红素 64.41 μmol/L，直接胆红素 47 μmol/L，间接胆红素 17.4 μmol/L，总胆汁酸 22.3 μmol/L，碱性磷酸酶 153 U/L，谷氨酰转肽酶 90.7 U/L，葡萄糖 7.12 mmol/L，胱抑素 1.31 mg/L。

➢ 2019-02-27 正电子发射体层成像/计算机体层成像（PET/CT）显示，非霍奇金淋巴瘤化疗后右侧腹股沟术后改变，右侧腹股沟区和肝门部小淋巴结显影稍多，[18]F-氟代脱氧葡萄糖（[18]F-FDG）摄取不高，考虑淋巴瘤化疗后改变，无明显肿瘤活性，全身其他部位亦未见明显肿瘤活性病灶；肝硬化，肝内多发[18]F-FDG摄取缺失或稀疏结节，考虑囊肿和血管瘤；脾大、副脾；双肺散在炎症；左肾囊肿；多椎体前缘骨质增生；右侧髂骨良性病变；左侧上颌窦炎（图4-4）。

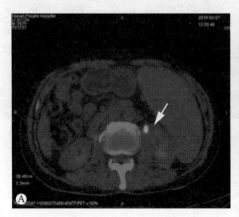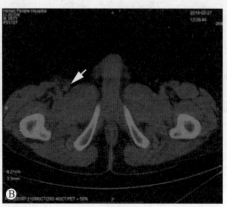

图4-4　2019-02-27 PET/CT

注：A. 腹部PET/CT，箭头指向肝内病灶；B. 骨盆PET/CT箭头指向右侧腹股沟淋巴瘤。

➤ 2019-03-19 患者化疗2个周期后行肾功能、电解质、肝功能、心肌酶谱、血脂六项和β₂微球蛋白测定等检查。结果显示，直接胆红素9.5 μmol/L，总胆汁酸10.8 μmol/L，腺苷脱氨酶22.3 U/L，肌酸激酶29 U/L，乳酸脱氢酶277 U/L，α-羟丁酸脱氢酶225 U/L，乳酸脱氢酶同工酶1（LDH1）93 U/L，总胆固醇5.2 mmol/L，甘油三酯2.42 mmol/L，高密度脂蛋白胆固醇0.98 mmol/L。

➤ 2019-03-19 超声显示，左心室舒张功能减退；肝实质弥漫性损伤，肝内见高回声影，肝囊肿，门静脉增宽；胆囊壁毛糙；脾大；双侧睾丸附件囊肿；右侧腹股沟区见低回声影，考虑异常淋巴结，左侧腹股沟区淋巴结可见。

➤ 2019-05-23 患者化疗4个周期后超声显示，左心室舒张功能减退；肝实质弥漫性损伤，肝内见高回声和低回声影，肝囊肿，门静脉增宽；胆囊壁毛糙；脾大；双侧腹股沟区淋巴结可见。

➤ 2019-05-23 患者化疗4个周期后评估谷丙转氨酶、总胆红素、白细胞和血小板水平，结果显示，谷丙转氨酶23 U/L，总胆红素17.2 μmol/L，白细胞3.63×10⁹/L，血小板65×10⁹/L。

➤ 2019-05-23 腹部磁共振成像（MRI）显示，肝表面欠光整，肝内多发类圆形长T₁、稍长T₂信号，肝门部信号稍混杂，肝内胆管未见明显扩张，门静脉增宽；胆囊不大，其内未见明显异常信号；胰腺未见明显异常信号；脾增大，其内未见明显异常信号；双肾可见小圆形长T₂高信号；腹膜后未见明显肿大淋巴结（图4-5）。

➤ 2019-06-20 患者化疗6个周期后评估谷丙转氨酶、总胆红素、白细胞和血小板水平，结果显示，谷丙转氨酶25.1 U/L，总胆红素17.7 μmol/L，血红蛋白113 g/L，血小板65×10⁹/L。

➤ 2019-06-20 超声显示，肝内胆管欠清晰；肝内多发低回声影，边界清，肝左内叶较大者大小为1.3 cm×1.2 cm，肝右叶较大者大小为0.8 cm×0.8 cm；肝内还可见多个高回声影，边界清，较大者大小为0.8 cm×0.8 cm；其余肝内回声影致密增强，结构增粗。肝门静脉主干内径1.4 cm。脾厚径5.1 cm，脾静脉内径1.7 cm，脾下缘达脐水平，脾门处可见一大小为1.8 cm×1.8 cm的类脾样回声影。

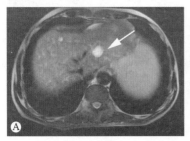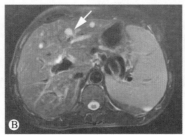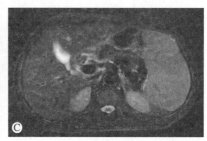

图 4-5　2019-05-23 腹部 MRI

注：A、B. 箭头指向肝内病灶；C. 脾大。

➢ 2019-06-20 PET/CT 显示，右侧腹股沟和肝门部淋巴结缩小，代谢不高，考虑淋巴瘤化疗完全响应，无明显肿瘤活性病灶；双肺炎症大部分吸收；脾大；其余基本同前（图 4-6）。

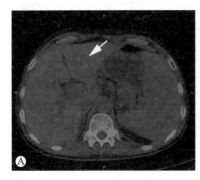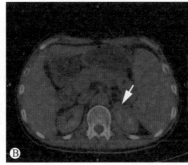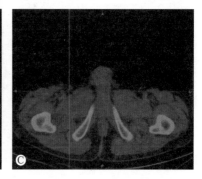

图 4-6　2019-06-20 PET/CT

注：A. 腹部 PET/CT，箭头指向肝内病灶；B. 腹部 PET/CT，箭头指向腹膜后病灶；C. 骨盆 PET/CT，腹股沟淋巴瘤。

【病史及治疗续二】

➢ 2021-01 患者因"腹胀不适 1 月余，进行性加重 2 周"再次就诊。

➢ 2021-01-21 体格检查显示，腹部稍膨隆，无腹壁静脉曲张，腹部柔软，无压痛、反跳痛，无肿物，无移动性浊音；肝未触及；巨脾，质硬，Ⅰ线 12 cm，Ⅱ线 20.5 cm，Ⅲ线+2 cm，墨菲征阴性；肾无叩击痛；肠鸣音正常，4 次/分。

➢ 2021-01-21 血常规显示，白细胞 2.50×10^9/L，中性粒细胞百分比 79.2%，淋巴细胞计数 0.45×10^9/L，淋巴细胞百分比 18.0%，单核细胞计数 0.07×10^9/L，单核细胞百分比 2.8%，嗜酸性粒细胞计数 0.00×10^9/L，嗜酸性粒细胞百分比 0，血红蛋白 123 g/L，血细胞比容 39.9%。

➢ 2021-01-21 血脂四项、肾功能、电解质、肝功能、心肌谱酶和 β_2 微球蛋白检查显示，前白蛋白 191 mg/L，腺苷脱氨酶 30.8 U/L，α-岩藻糖苷酶 42.4 U/L，5-核糖核苷酸酶 11.9 U/L，肌酸激酶 27.8 U/L，乳酸脱氢酶 524 U/L，α-羟丁酸脱氢酶 450 U/L，乳酸脱氢酶同工酶 1（LDH1）133 U/L，高密度脂蛋白胆固醇 0.7 mmol/L。

➢ 2021-01-21 腹部超声显示，肝内可见数个囊性回声影，较大者位于 S5 段，大小为 0.9 cm×0.8 cm；肝内还可见数个高回声影，较大者位于 S2 段，大小为 2.4 cm×2.1 cm，边界清；肝内

S3 段可见一大小为 1.7 cm×1.4 cm 的不均质低回声影，其余肝内回声影稍致密。肝外胆管内径正常，门静脉主干内径 1.4 cm，入肝血流速度 18 cm/s。脾厚径 7.6 cm，长径 24 cm，脾门处脾静脉内径 1 cm，脾内可见多个低回声影，较大者大小为 4.1 cm×4.1 cm 且内呈筛网状，脾周可见一大小为 2.5 cm×2.4 cm 的类脾样回声影。

> 2021-01-23 腹部 CT 显示，肝表面光整，各叶大小和比例正常，肝内多发类圆形低密度影，增强后肝顶部和肝左叶动脉期病灶边缘明显强化，门静脉期强化减低，部分病灶由边缘向中心逐渐强化，其余未见强化；肝内、外胆管未见扩张；门静脉和脾静脉增粗，胃底部静脉曲张；胆囊不大，胆囊底部壁稍厚，未见阳性结石影；胰腺大小、形态、密度和各叶比例正常；脾大，脾实质内多发类圆形和斑片状低密度影；双肾大小、形态正常，肾实质内见小类圆形低密度影，增强后未见强化，两侧肾盂未见扩张，未见阳性结石影；腹腔见少量液性密度影；右侧髂骨见高密度结节（图 4-7）。

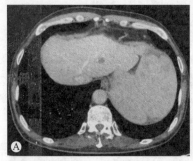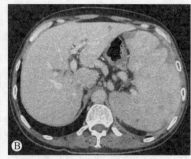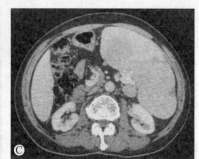

图 4-7　2021-01-23 腹部 CT

注：A. 肝内多发低密度影；B、C. 脾大，脾内多发低密度影。

> 2021-01-26 腹部 MRI 显示，肝大小、形态可，肝实质多发长 T_1 和长 T_2 信号影，增强部分呈渐进性向心性强化，部分无强化；胆囊不大，壁不厚，其内未见明显异常信号；胰腺未见明显异常信号；双肾大小、形态正常，肾实质内见长 T_1 和长 T_2 信号影，增强部分无强化；门静脉和脾静脉增粗，胃底部静脉曲张；脾大，脾实质信号不均匀，增强后见多发大小不等结节状、团块状轻度强化灶，脾边缘见楔形无强化影，脾内缘见一卵圆形异常信号影；腹腔见少量液体信号影（图 4-8）。

【病史及治疗续三】

> 2021-02-02 患者因重度脾大和脾功能亢进行脾切除术。术中发现，肝呈轻度肝硬化改变；腹腔内未发现肿大淋巴结和癌转移结节；脾大，大小为 4 cm×2 cm×15 cm，与膈肌、大网膜、胃、食管和结肠粘连严重；食管-胃底静脉曲张较轻，脾动、静脉曲张明显，曲张血管直径最大为 1 cm，脾门处血管迂曲成团，与周围组织粘连致密；胃、十二指肠、小网膜、结肠、小肠和肠系膜未见异常。术后病理显示，脾恶性肿瘤伴多灶坏死，结合组织形态（图 4-9）和免疫组织化学，考虑树突状细胞肉瘤、组织细胞肉瘤。鉴于患者存在淋巴瘤病史，且免疫组织化学标志物特异性不强，建议进行多学科会诊。靶细胞的免疫组织化学显示，CD20（-），核转录因子 PAX-5（-），CD2（-），CD3（-），Ki-67（约 70%，+），*MUM*-1（-），Bcl-6（70%，+），CD10（60%，+），转录调节因子 LMO-2（-），细胞周期蛋白 D1（Cyclin D1）（+），CD5（-），CD61（-），CD235a（-），人髓过氧化物酶（MPO）（-），原癌基因（*c-MYC*）（约 3%，+），Bcl-2（-），*p53*（中，70%，+），CD79a（-），*SOX*-11（-），*SOX*-10（-），CD138（-），CD38（弱 +），

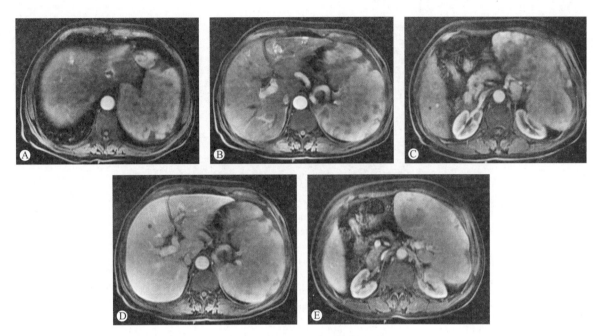

图 4-8　2021-01-26 腹部 MRI

注：A~E. 脾大，脾内多发结节。

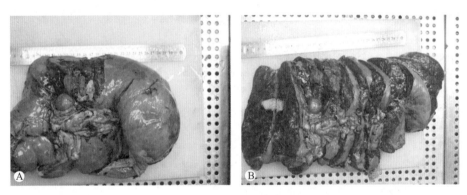

图 4-9　2021-02-02 切除脾的组织形态

注：A. 完整；B. 切片。

CD19（−），CD56（+），抗黑色素瘤特异性单抗（HMB45）（−），鼠黑色素瘤细胞（Melan-A）（−），CD34（−），EST（E-twenty six）转录因子家族相关基因（*ERG*）（−），CD31（+），CD8（−），CD43（+），白细胞共同抗原（LCA）（−），细胞角蛋白［CK（AE1/AE3）］（−），上皮细胞膜抗原（EMA）（−），CD30（−），CD163（−），CD68（+），S-100（部分 +），CD35（−），CD123（−），CD1a（−），CD21（−），CD207（−），CD4（+）。分子病理结果显示，细胞周期D1 重组蛋白（CCND1）的荧光原位杂交（FISH）未发现融合。

➢ 2021-02-20 送脾组织至北京高博博仁医院会诊。病理显示，脾小结残留，红髓中见异常细胞弥漫增生性浸润；细胞体积较大，胞质丰富、粉染，核大且呈类圆形，以单核为主，亦可见双核、多核（呈类圆形或不规则形）；染色质空泡状，部分细胞可见小核仁，易见分裂象；脉管中易见瘤栓。原位杂交显示，EB 病毒编码的 RNA（EBER）（−）。免疫组织化学显示，神经元特异性烯醇化酶（NSE）（−），神经细丝蛋白（NF）（−），突触蛋白（Syn）（−），CD99（−），CD14（−）。病理会诊意见，脾组织细胞肉瘤（图 4-10）。

图 4-10   2021-02-20 北京高博博
仁医院镜下病理

➤ 2021-03 送脾组织至北京大学第三医院会诊。病理显示，脾内肿瘤细胞散在分布，不构成排列结构，未见细胞连接，中等或偏大，呈椭圆形或多边形，表面未见微细突起或钝性突起，未见外板。胞质较丰富，线粒体和内质网中等量，可见空泡化；可见较多微囊泡样结构，似初级溶酶体或外泌体，仅见很少量次级溶酶体；偶见少量纤细、散乱的微丝。细胞核大，核仁较明显，核内基质样物质增多，似有微细丝管状排列。细胞间偶见血管和极少量间质。诊断和分析：电镜形态不符合典型 T 细胞肿瘤、B 细胞肿瘤、髓细胞肿瘤和肌源性肿瘤形态，结合光镜，倾向于幼稚的组织细胞源性肿瘤；建议行 EB 病毒原位杂交检测，以除外 EB 病毒感染（图 4-11）。

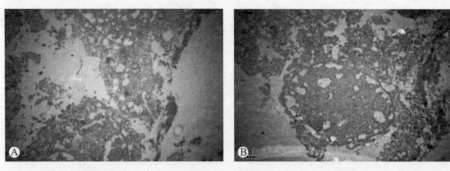

图 4-11   2021-03 北京大学第三医院镜下病理
注：A、B. 均为镜下病理，由北京大学医学部病理学系钟延丰教授、李敏教授提供。

➤ 2021-03 送脾组织至北京协和医院会诊。病理显示，淋巴结组织内可见片状高度异型细胞浸润，淋巴造血组织内见恶性肿瘤，考虑为组织细胞肉瘤，鉴别诊断髓系肉瘤伴单核细胞分化。

【病史及治疗续四】

➤ 2021-03-17 PET/CT 显示，双侧颈部和颌下、右侧锁骨区、纵隔内、左侧内乳、双侧腋窝、左侧肋膈角、右侧心膈角、下腔静脉右旁、贲门旁、肝门部、肝胃间隙、腹膜后、双侧腹股沟区多发淋巴结影，较 2019-06-20 增多、增大，代谢不同程度增高；肝体积较 2019-06-20 增大，代谢弥漫性增高（图 4-12）。考虑淋巴瘤复发，病情进展，淋巴瘤 Deauville 评分 5 分；脾切除术后改变。

➤ 2021-03-17 患者行腹股沟淋巴结切除活检。术后病理显示，组织细胞肉瘤累及淋巴结。靶细胞的免疫组织化学显示，CD10（-），CD20（-），CD21（滤泡树突状细胞+），CD79（-），

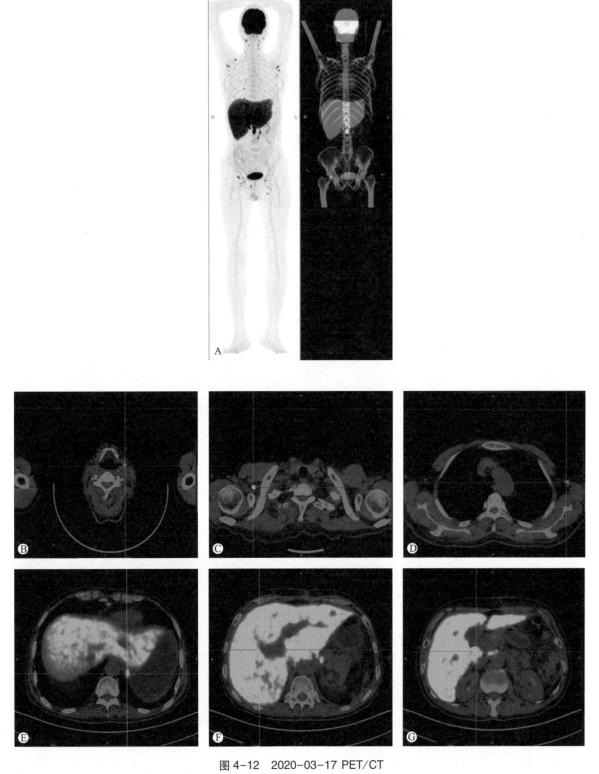

图 4-12 2020-03-17 PET/CT

注：A. 全身 PET/CT；B. 颈部 PET/CT，见病灶；C. 颈部 PET/CT，见锁骨区病灶；D. 胸部 PET/CT，见腋窝病灶；E. 腹部 PET/CT，见肝胃间隙病灶；F. 腹部 PET/CT，见肝内病灶；G. 腹部 PET/CT，见肝门部病灶。

CD3（－），CD5（－），CD68（＋），CD43（部分+），CK（AE1/AE3）（－），*c-MYC*（弱+），Bcl-2（－），Bcl-6（－），Ki-67（约80%，+），*MUM*-1（＋），CD163（单核细胞+），溶菌酶（Lysozyme）（＋），CD4（＋），CD8（－），MPO（－），人末端脱氧核苷酸转移酶（TdT）（－），S-100（部分+）。原位杂交显示，EBER（－）。

➤ 2021-03-21 患者行骨髓象检查。结果显示，髓片取材、涂片、染色良好，骨髓增生活跃（G＝50.4%，E＝28.4%，G：E＝1.77：1.00），粒系细胞增生活跃，中幼粒细胞、晚幼粒细胞比值偏高，杆状核比值偏低，形态未见明显异常；嗜酸性粒细胞、嗜碱性粒细胞均可见；红系细胞增生活跃，中幼红细胞、晚幼红细胞比值增高，易见炭核晚幼红细胞；成熟红细胞大小不等，色素充盈尚可；淋巴细胞、单核细胞比值正常，形态无明显异常；浆细胞、组织细胞可见；全片见巨核细胞187个，分类25个，其中颗粒型巨核细胞10个、产板型巨核细胞12个、巨核细胞裸核3个，血小板散在且成簇易见，形态大致正常；未见寄生虫；分类不明细胞占0.8%，其胞体较大，形态多不规则，核呈圆形、椭圆形，核染色质较粗糙，浓淡不均，核仁1~3个，隐显不一；胞质较丰富，呈灰蓝色、云雾状，偶见成簇分布的此类细胞（图4-13）。临床诊断：组织细胞肉瘤，弥漫大B细胞淋巴瘤。

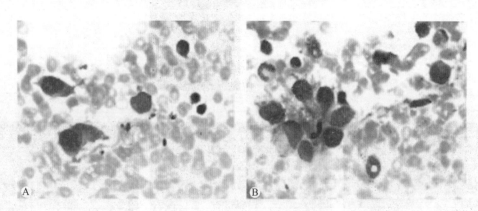

图4-13 2021-03-21 骨髓象
注：A、B均为镜下骨髓象。

➤ 2021-03-21 患者行骨髓穿刺活检。结果显示，骨髓增生活跃（50%~60%），粒细胞、红细胞比值减低，粒系细胞增生活跃，以中幼粒细胞及其以下阶段细胞为主；红系细胞增生活跃，以中幼红细胞、晚幼红细胞为主，巨核细胞易见，以分叶核为主。免疫组织化学染色显示，网状纤维染色（MF-0级）（图4-14）。临床诊断：组织细胞肉瘤。

➤ 2021-03-23 患者再次行流式细胞术检测。结果显示，共检测500 000个细胞，CD19（＋）细胞占有核细胞的0.43%，其中0.13%（占有核细胞）表达CD19、CD22，部分表达CD38，不表达Kappa、Lambda、CD5、CD10和CD20，为异常B淋巴细胞。

➤ 2021-03-23 综合诊断：组织细胞肉瘤广泛受侵；非霍奇金淋巴瘤（弥漫大B细胞淋巴瘤，生发中心型）复发可能；乙型病毒性肝炎，肝炎后肝硬化，肝囊肿。

【本病例小结】

2016年，世界卫生组织（World Health Organization，WHO）将组织细胞和树突状细胞肿瘤分为指状树突状细胞肉瘤（interdigitating dendritic cell sarcoma，IDCS）、朗格汉斯细胞来源的肿瘤、组织细胞肉瘤、滤泡树突状细胞肉瘤、不确定的树突状细胞肿瘤、播散性幼年黄色肉芽肿和Er-

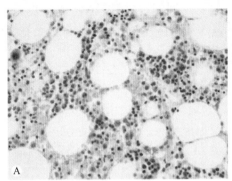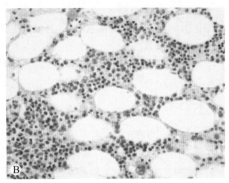

图 4-14 2021-03-21 骨髓穿刺活检

注：A、B 均为镜下骨髓穿刺活检免疫组织化学染色。

dheim-Chester 病。

IDCS 是一种高度侵袭性造血系统肿瘤，十分罕见。一般认为，其来源于 IDC，具有侵袭性高、进展快和预后差等特点。大多数 IDCS 患者会出现无痛性淋巴结肿大，以颈部淋巴结受累最多见，而低热、消瘦和盗汗等全身表现仅占 25%；结外侵犯的常见部位有肝、皮肤、胃肠道和神经系统等。镜下瘤细胞呈弥漫状、束状和轮状增生排列，瘤细胞本身多呈纺锤形、卵圆形，胞质丰富，呈嗜酸性，细胞界限不清，核呈椭圆形或不规则形，染色质分散且呈空泡状，核仁嗜酸性；瘤细胞周围可见小淋巴细胞、浆细胞或其他炎症细胞。免疫表型：S-100（+）、波形蛋白（Vimentin，Vim）（+）、CD68（+/-）、CD1α（-）、溶酶体（-），同时不表达滤泡树突状细胞的标志 CD21、CD35，Ki-67 的阳性率通常在 10%~20%。

组织细胞肉瘤是一种罕见的恶性肿瘤，最早在 1970 年由 Mathe 描述，发生于淋巴结和软组织，表现为成熟的组织细胞形态和免疫表型，患者多数在 46~55 岁。组织细胞肉瘤在诊断前必须排除急性单核细胞白血病相关的肿瘤增生性疾病。组织细胞肉瘤的临床特征为 30% 的患者出现体重减轻、重要器官受压和低红细胞计数。其易被误诊为非霍奇金淋巴瘤或其他淋巴增生性疾病。组织细胞肉瘤由弥漫性大细胞［>20 pm（皮米）］组成，常呈多形性，胞质丰富，呈嗜酸性；在其细胞中偶会发生噬血现象；细胞核通常很大，呈圆形、椭圆形或不规则形，大型多核形式很常见；染色质通常是囊泡性的，异型性从轻度到明显不等。组织细胞肉瘤的免疫组织化学有一个或多个组织细胞标志物的表达，异性标志物主要有 CD163、CD68，CD4、CD45、CD45RO、人类白细胞抗原（HLA）-DR 且通常呈阳性，以及 CD1a、CD21、CD35、CD13、CD15、MPO 多呈阴性；可能有 S-100 的表达，但通常是较弱的和局灶性的，Ki-67 的阳性率为 10%~90%。2001 年，WHO 对组织细胞肉瘤的分类基于缺乏克隆 B 细胞或 T 细胞受体的重排，但之后许多组织细胞肉瘤病例的描述包含明确的免疫球蛋白重链基因重排的证据。2008 年，WHO 修订了组织细胞肉瘤的分类，将免疫球蛋白重链和 T 细胞受体重排包括在内，并将这些病例归类为来自其他造血系统的转化分型。

回顾性研究表明，组织细胞肉瘤和一些恶性肿瘤相关，特别是 B 细胞来源的恶性肿瘤。继发性组织细胞肉瘤和原发性组织细胞肉瘤呈 2 种不同的肿瘤过程，具有不同的组织形态和免疫表型特征。但继发性组织细胞肉瘤被证明具有与原发性组织细胞肉瘤相同的分子或细胞遗传学异常。有研究报道，原发性组织细胞肉瘤患者的总生存期为 70 个月，而继发性组织细胞肉瘤患者的总生存期为 11.8 个月，平均差异为 58.2 个月（$P=0.001$）。临床上，组织细胞肉瘤罕见，易误诊，预后差，患者多在确诊后 2 年内死亡。目前，继发性组织细胞肉瘤尚无标准的治疗方案。大多数（约70%）组织细胞肉瘤患者起病为播散性（Ⅲ/Ⅳ期），化疗是晚期患者主要的治疗手段，常用的化疗方案为CHOP，但仅有少数患者短期内有效，长期随访复发率高。临床上有造血干细胞移植治疗组织细胞肉瘤的个案报道。综上，淋巴瘤复发后再次做病理的必要性仍不容忽视。

参 考 文 献

[1] SKALA SL, LUCAS DR, DEWAR R. Histiocytic sarcoma: review, discussion of transformation from b-cell lympho-ma, and differential diagnosis [J]. Arch Pathol Lab Med, 2018, 142 (11): 1322–1329.

[2] ANSARI J, NAQASH AR, MUNKER R, et al. Histiocytic sarcoma as a secondary malignancy: pathobiology, diag-nosis, and treatment [J]. Eur J Haematol, 2016, 97 (1): 9–16.

病例 5 1 例中枢神经系统受累的弥漫大 B 细胞淋巴瘤的诊治分享

邹立群 蒋 明 刘卫平 谢 莉 苏鸣岗 骆 倩

四川大学华西医院

【病史及治疗】

➤ 患者，女性，61 岁，因"右侧颌面部肿物伴疼痛 3 个月"入院。

➤ 2020-10 患者无明显诱因出现右侧颌面部肿物，逐渐增大，伴疼痛。

➤ 2020-11 患者出现头晕症状，记忆力较前变差，遂至外院行"右侧上颌骨低回声肿物穿刺活检"。术后病理显示，可见呈弥漫、片状生长的异型细胞，部分胞质空亮，倾向肿瘤病变。

➤ 2020-12 患者在外院行"右侧翼腭窝肿物切除活检"。

➤ 2020-12 患者在外院行辅助检查。基因报告（表 5-1，图 5-1）显示，患者的肿瘤突变负荷（tumor mutation burden，TMB）高于检测中心 78% 的实体瘤患者。①体细胞变异：检出 6 个变异，均与靶向药物无关。②胚系变异：未检出变异，与靶向药物无关。③基因组指标：肿瘤突变负荷高，患者可能对免疫检查点抑制剂敏感，微卫星稳定（microsatellite stable，MSS）。程序性死亡蛋白配体 1（programmed death ligand-1，PD-L1）的免疫组织化学显示，肿瘤细胞阳性比例（tumor cell proportion score，TPS）35%，综合阳性评分（comprehensive positive score，CPS）45 分。

表 5-1 2020-12 基因点突变和小片段的插入、缺失检测结果

基因	转录本	碱基改变	氨基酸改变	功能区域	突变频率
MED12	NM_ 005120.2	c. 6073C>A	p. P2025T	EX42	28.4%
B2M	NM_ 004048.2	c. 67+1G>A	—	1vs1	21.1%
PM1	NM_ 002648.3	c. 490C>G	p. L164V	EX4	18.9%
MYD88	NM_ 002468.4	c.649G>T	p. V217F	EX3	18.1%
MEF2B	NM_ 0o1145785.1	c. 169T>G	p. Y57D	EX3	16.6%
xPO1	NM 003400.3	c. 1711G>A	D. E571K	Ex15	3.7%

注：—. 本项无数据。

【病史及治疗续】

➤ 2021-01 患者切除肿物标本送至四川大学华西医院做病理会诊（图 5-2、图 5-3）。病变部位：右侧翼腭窝。标本类型：切取病变组织活检，组织处理欠佳。浸润的淋巴细胞的免疫组织化学显示，CD20（+），CD3（−），CD10（−），人 B 细胞淋巴瘤因子 6（Bcl-6）（+），多发性骨髓

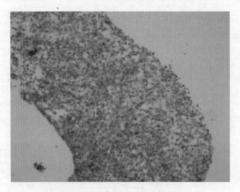

图 5-1　2020-12 基因报告

注：程序性死亡蛋白配体 1（PD-L1）的染
色阳性率为 45%。

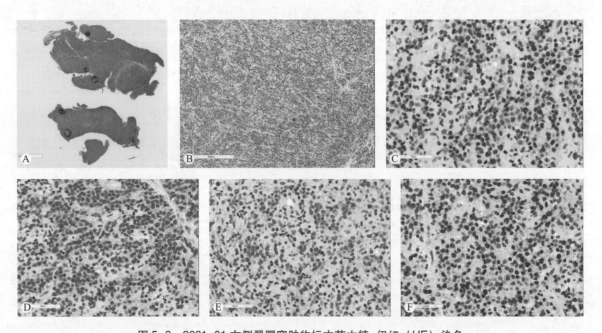

图 5-2　2021-01 右侧翼腭窝肿物标本苏木精-伊红（HE）染色

注：A. 术后冷冻切片整体观；B. 低倍镜下见异型细胞弥漫、增生；C~F. 不同高倍镜视野下中等大小细胞弥漫、浸润。

瘤癌基因-1（MUM-1）（+），原癌基因（MYC）（40%，+），Bcl-2（90%，+），CD5（-），
CD30（-），Ki-67（90%，+）。原位杂交显示，EB 病毒编码的 RNA1/2（EBER1/2）（-）。综合
上述情况，支持非霍奇金淋巴瘤、侵袭性 B 细胞淋巴瘤，首先考虑弥漫大 B 细胞淋巴瘤，非生发
中心 B 细胞来源（Hans 分型），且为双表达 MYC 和 Bcl-2 蛋白的淋巴瘤，增生活性高。

➤ 2021-01 患者美国东部肿瘤协作组（Eastern Cooperative Oncology Group，ECOG）评分 2 分。

➤ 2021-01 体格检查发现，右侧颌面部肿物，大小为 3 cm×3 cm，伴皮肤温度升高、压痛，触
之有波动感，张口轻微受限，全身未扪及肿大淋巴结。患者回答问题不切题，定向障碍可能。

➤ 2021-01 实验室检查显示，乙肝核心抗体阳性，乙型肝炎病毒（hepatitis B virus，HBV）和
EB 病毒（EBV）扩增阴性；血常规、肝功能、肾功能和血 β_2 微球蛋白水平正常；乳酸脱氢
酶（LDH）285 U/L。

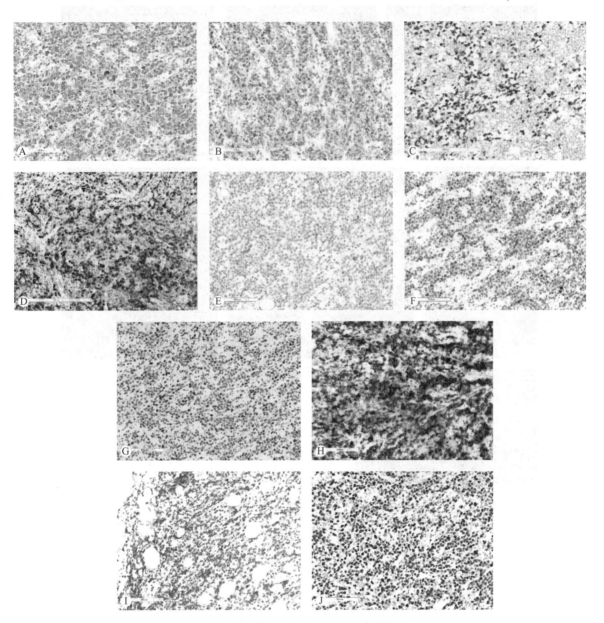

图 5-3　2021-01 免疫组织化学染色

注：A、B. 不同视野 CD20（+）；C. CD3（-）；D. Bcl-6（+）；E. CD10（-）；F. *MUM*-1（+）；G. *MYC*（40%，+）；
H. Bcl-2（90%，+）；I. *p53*（-）；J. Ki-67（90%，+）。

> 2021-01 患者行骨髓穿刺活检+流式细胞术检测，未见确切淋巴瘤累及。

> 2021-01 正电子发射体层成像/计算机体层成像（PET/CT）显示，右侧颌面部、右侧颈部
淋巴结、宫颈、脑和脊髓的病变均为恶性肿瘤，不排除淋巴瘤；双肺结节倾向炎性病灶；右侧肩
关节软组织炎性病变；肝和右肾囊肿；双侧筛窦炎（图 5-4）。

> 2021-01 头部磁共振成像（MRI）显示，脑内见多个异常强化病灶（图 5-5）。

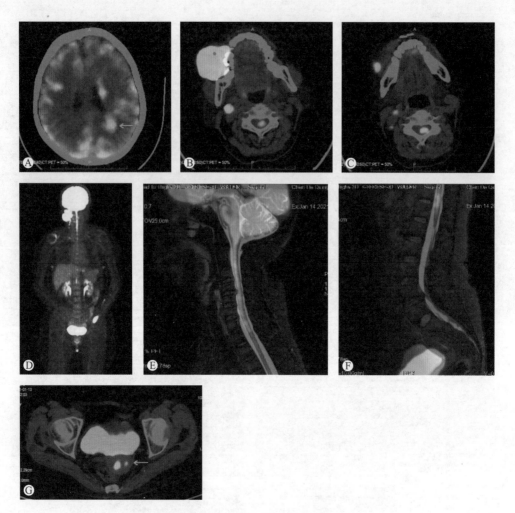

图 5-4 2021-01 PET/CT

注：A. 箭头指向左侧侧脑室旁^{18}F-氟代脱氧葡萄糖（^{18}F-FDG）摄取活跃部位；B. 右侧颌面部肿物^{18}F-FDG 摄取增高；C. 右侧颈部淋巴结^{18}F-FDG 摄取增高；D. 全身 PET/CT；E、F. 脊髓^{18}F-FDG 摄取明显增高；G. 箭头指向宫颈旁^{18}F-FDG 摄取增高部位。

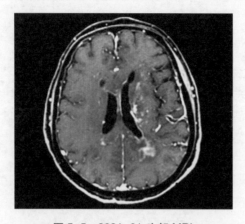

图 5-5 2021-01 头部 MRI

➢ 2021-01 根据上述结果，综合诊断：弥漫大 B 细胞淋巴瘤累及右侧颌面部、右侧颈部淋巴结、宫颈、脑和脊髓［非生发中心型，ⅣA 期，淋巴瘤国际预后指数（IPI）5 分，双表达淋巴瘤（double-expressed lymphoma，DEL），Ki-67（约 90%，+）］；肝和右肾囊肿；乙肝核心抗体阳性；双侧筛窦炎。

➢ 2021-01、2021-02 患者行 R-BTKi+CHOP（R，利妥昔单抗，600 mg，入院当天；BTKi，奥布替尼，150 mg，口服，每天 1 次；C，环磷酰胺，1200 mg，第 1 天；H，吡柔比星，75 mg，第 1 天；O，长春地辛，5 mg，第 1 天；P，泼尼松，100 mg，第 1~5 天）方案化疗 2 个周期（每 21 天为 1 个周期），并辅以抑酸、保护胃黏膜等对症处理。

➢ 2021-03 化疗 2 个周期后患者复查全腹、胸部、颈部增强 CT 显示，未见明显肿瘤残留。

➢ 2021-03 头部 MRI 显示，上颌窦见强化灶，炎性可能；左侧侧脑室周围病灶范围较 2021-01 增大，胼胝体新增病灶（图 5-6）。

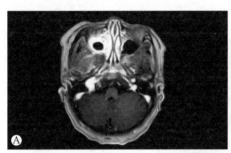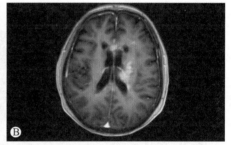

图 5-6　2021-03 头部 MRI

注：A. 上颌窦见强化灶，炎性可能；B. 左侧侧脑室周围病灶范围较 2021-01 增大，胼胝体新增病灶。

➢ 2021-03 患者行 RCHOP（R，利妥昔单抗，600 mg，入院当天；C，环磷酰胺，1200 mg，第 1 天；H，吡柔比星，70 mg，第 1 天；O，长春地辛，5 mg，第 1 天；P，泼尼松，100 mg，第 1~5 天）+大剂量甲氨蝶呤（HD-MTX，4650 mg，第 3 天）方案化疗 1 个周期（每 21 天为 1 个周期），并辅以抑酸、保护胃黏膜等对症处理。

➢ 2021-04 患者因"言语不清，肢体无力 2 天"急诊入院。检查发现，患者对答含糊不清，脑膜刺激征阴性；左侧肢体肌力 4 级，右上肢肌力 3 级，右下肢肌力 2 级；口角稍左偏，右侧鼻唇沟变浅。患者再次口服奥布替尼后状态有所好转。

➢ 2021-04 头部平扫 CT 显示，颅脑病灶继续增大。

➢ 2021-04 头部 MRI 显示，左侧侧脑室旁病变范围较 2021-03 增大（图 5-7）。

➢ 2021-04 考虑患者此时除中枢神经系统病灶进展外其余病灶控制良好，但骨髓功能和全身状况相对较差，且对大剂量化疗方案耐受性不佳，故再次调整方案。2021-04 至 2021-05 患者行 R2-BTKi+PD-1 抑制剂［R2，利妥昔单抗（600 mg，第 1 天）+来那度胺（25 mg，口服，第 1~14 天）；BTKi，奥布替尼，150 mg，口服，每天 1 次；PD-1 抑制剂，信迪利单抗，200 mg，第 2 天］方案治疗 2 个周期（每 21 天为 1 个周期），并辅以抑酸、保护胃黏膜等对症处理。

➢ 2021-06 PET/CT 显示，患者脊髓 ^{18}F-FDG 摄取水平稍高于相同年龄段正常人群脊髓代谢水平，不排除仍有活性肿瘤组织残留，但与 2021-01 PET/CT 比较，^{18}F-FDG 摄取水平已明显减低（淋巴瘤 Deauville 评分 4 分）；右侧上牙槽和上颌窦病变范围明显缩小，^{18}F-FDG 摄取水平减低，摄取水平最高处位于 2021-01 PET/CT 颌面部病变 ^{18}F-FDG 摄取最活跃部分以外的区域，考虑炎性病变、活性肿瘤组织残留；颅内未见活性肿瘤组织残留征象（图 5-8）。疗效评估为部分缓

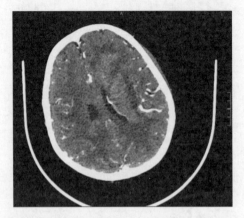

图 5-7　2021-04 头部 MRI

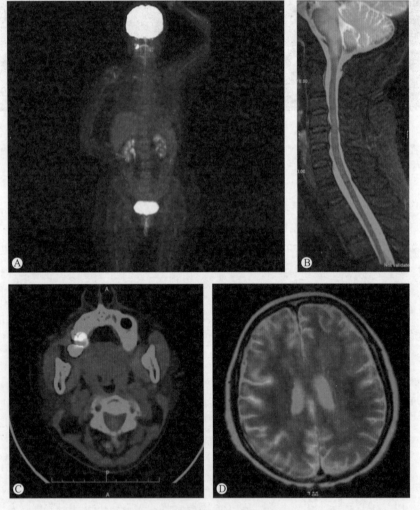

图 5-8　2021-06 PET/CT

注：A. 化疗后全身 PET/CT；B. 化疗后脊髓 ^{18}F-FDG 摄取水平明显减低；C. 化疗后右侧上牙槽 ^{18}F-FDG 摄取最高处；D. 化疗后颅内 ^{18}F-FDG 摄取活跃病灶消失。

解（partial response，PR）。

➢ 2021-06 建议患者尽快行联合化疗和自体造血干细胞移植，但家属拒绝。

➢ 2021-06 患者行 R2-BTKi+PD-1 抑制剂［R2，利妥昔单抗（600 mg，第 1 天）+来那度胺（25 mg，口服，第 1~14 天）；BTKi，奥布替尼，150 mg，口服，每天 1 次；PD-1 抑制剂，信迪利单抗，200 mg，第 2 天］方案治疗 1 个周期（每 21 天为 1 个周期），并辅以抑酸、保护胃黏膜等对症处理。

➢ 2021-07 患者因"恶心、呕吐 10 余天"急诊入院。

➢ 2021-07 头部 MRI 显示，右侧顶叶脑室旁、丘脑和右侧中脑脚见稍高密度结节影伴周围低密度水肿带，右侧脑室稍受压，中线局部略左偏，考虑中枢神经系统病灶再次进展，最终患者家属放弃治疗（图 5-9）。

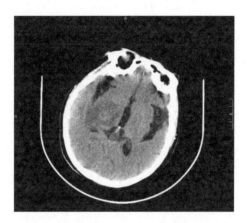

图 5-9　2021-07 头部 MRI

【本病例小结】

临床上，各种继发性中枢神经系统淋巴瘤（secondary central nervous system lymphoma，SCNSL）的发生率不同：霍奇金淋巴瘤和惰性淋巴瘤罕见有中枢神经系统复发；Burkitt 淋巴瘤和淋巴母细胞性淋巴瘤在疾病初期和进展期常伴有中枢神经系统受累；弥漫大 B 细胞淋巴瘤、T 细胞淋巴瘤和高级别 B 细胞淋巴瘤部分患者会出现中枢神经系统复发。SCNSL 患者一旦出现中枢神经系统病灶进展，其治疗效果不佳，且预后较差，中位生存期仅 4~5 个月。关于 SCNSL，有没有优选的诱导方案，高通量测序技术在药物选择上的价值如何，PD-1 抑制剂在这类患者中的应用价值如何，自体造血干细胞移植和放疗对这类患者有什么样的治疗价值等，需要更多研究进行探索。

参 考 文 献

［1］EL-GALALY TC, CHEAH CY, BENDTSEN MD, et al. Treatment strategies, outcomes and prognostic factors in 291 patients with secondary CNS involvement by diffuse large B-cell lymphoma［J］. Eur J Cancer, 2018, 93: 57-68.

［2］CHIN CK, CHEAH CY. How I treat patients with aggressive lymphoma at high risk of CNS relapse［J］. Blood, 2017, 130（7）: 867-874.

［3］CHAPUY B, ROEMER MG, STEWART C, et al. Targetable genetic features of primary testicular and primary central nervous system lymphomas［J］. Blood, 2016, 127（7）: 869-881.

病例 6　1 例疑难淋巴瘤病例多学科综合治疗分享

张明智　张　蕾　李　鑫　王冠男　岳保红

郑州大学第一附属医院
河南省淋巴瘤诊疗中心

【病史及治疗】

➤ 患者，男性，53 岁。患者 2003 年确诊"布加综合征"，遂行"脾切除+血管旁路移植术（血管搭桥）"。2020-09 患者因"双下肢水肿，皮肤发绀、有胀痛感"就诊，后行"下腔静脉球囊扩张成形术"。目前病情稳定。

➤ 2021-03 患者受凉后出现发热（不规则热，最高体温 39 ℃），伴腹胀、食欲缺乏等症状，自行服用"解热镇痛药"。

➤ 2021-04 患者至当地医院就诊，行抗感染治疗，但效果差。触诊发现，颈部淋巴结肿大，遂行左侧颈部淋巴结穿刺活检。术后病理显示，淋巴造血系统恶性肿瘤，考虑髓系肉瘤、淋巴母细胞瘤。免疫组织化学显示，CD20（-），CD79（-），CD3（-），CD43（+），Ki-67（灶 20%，+），CD10（-），CD21（灶少+），人 B 细胞淋巴瘤因子 2（Bcl-2）（+），Bcl-6（-），骨髓瘤癌基因-1（MUM-1）（+），CD30（-），上皮细胞膜抗原（EMA）（-），间变淋巴瘤激酶（ALK）（-），人髓过氧化物酶（MPO）（-），CD34（血管+），核转录因子 PAX-5（-），CD4（-），CD8（-），人末端脱氧核苷酸转移酶（TdT）（+）。原位杂交显示，EB 病毒编码的 RNA（EBER）（-）。

➤ 2021-04 血常规显示，白细胞 $2.93×10^9$/L，红细胞 $1.98×10^{12}$/L，血红蛋白 77 g/L，血小板 $97×10^9$/L，中性粒细胞 $1.22×10^9$/L。

➤ 2021-04 感染指标显示，EB 病毒（EBV）、巨细胞病毒（CMV）定量未见异常；降钙素原（procalcitonin, PCT）0.203 ng/ml，C 反应蛋白（C-reactive protein, CRP）51.85 mg/L；(1, 3)-β-D 葡聚糖试验（G 试验）、半乳甘露聚糖试验（GM 试验）未见异常，T 细胞斑点试验阴性；EBV-IgG、CBV-IgG、EBV 核抗原（EBVNA）-IgG 阳性；血培养阴性（多次）。

➤ 2021-04 血生化显示，肝功能、肾功能未见异常；传染病相关检查未见异常；免疫固定电泳阴性；M 蛋白阴性。

➤ 2021-04 门静脉计算机体层成像血管造影（computed tomography angiography, CTA）显示，布加综合征（混合型），下腔静脉和桥血管见血栓，较下腔静脉球囊扩张成形术后减少；脾未见显示，考虑术后改变；肝硬化，肝右叶见片状低密度影，考虑梗死；门静脉高压（食管-胃底静脉、膈下静脉、奇静脉、腹壁静脉和腰升静脉扩张、迂曲）；副脾；胆囊结石；双肾轻度积水；前列腺增生；双肺炎症，双侧胸腔积液，右肺中叶结节。

➤ 2021-04 患者双下肢水肿、皮肤色素沉着（图 6-1）。

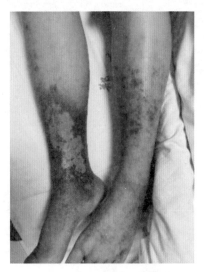

图 6-1 2021-04 双下肢水
肿、皮肤色素沉着

➢ 2021-04 正电子发射体层成像/计算机体层成像（PET/CT）显示，右侧腮腺区、双侧颈部Ⅱ~Ⅲ区、左侧锁骨上、纵隔、双侧腋窝、肠系膜、腹膜后、双侧髂血管旁稍大淋巴结^{18}F-氟代脱氧葡萄糖（^{18}F-FDG）摄取活跃，中央骨髓弥漫性^{18}F-FDG 摄取活跃。左肺上叶团片状软组织影^{18}F-FDG 摄取较活跃，周围伴炎症；右肺中叶斑片状高密度影^{18}F-FDG 摄取略活跃；双肺多发小结节，放射性分布未见异常；双侧胸腔积液。肝左叶斑片状低密度影^{18}F-FDG 摄取稍活跃，恶性不能除外，建议行穿刺活检；肝右叶片状低密度影^{18}F-FDG 摄取未见增高，考虑良性病变，梗死可能；肝硬化，门静脉高压，腹水；脾切除术后、脾-颈静脉旁路移植术后改变；下腔静脉和桥静脉血栓形成可能；胃窦部壁稍增厚，^{18}F-FDG 摄取稍活跃，考虑炎症，必要时应行胃镜检查；双侧肾盂扩张、积水。左侧顶枕叶见软化灶，脑萎缩，双侧筛窦和左侧上颌窦见炎性改变，双侧下鼻甲肥大。右侧髂后上棘旁皮下絮状影^{18}F-FDG 摄取稍活跃，考虑术后炎症。全身皮下水肿。

➢ 2021-05 患者淋巴结标本送至郑州大学第一附属医院做病理会诊。结果显示，幼稚淋巴造血系统恶性肿瘤，表达浆细胞样树突状细胞标志，需要结合其他情况综合诊断。郑州大学第一附属医院的免疫组织化学显示，CD19（背景+），CD43（+），CD5（背景+），CD2（背景+），CD7（背景+），CD4（部分+），CD8（背景+），CD33（-），CD117（-），细胞周期蛋白 D1（Cyclin D1）（-），CD68（+），CD123（+），CD56（-），Ki-67（热点区 10%，+），TdT（+），CD1a（灶+），CD99（+），人糖皮质激素受体β（Grβ）（灶+），CD10（-），CD38（-），CD21（滤泡树突状细胞网破坏），T 细胞内抗原（TIA）（-），CD45R0（+/-），CD163（-）。原位杂交显示，EBER（-）。T 细胞抗原受体（T-cell receptor，TCR）、B 细胞抗原受体（B-cell receptor，BCR）均呈阴性（图 6-2）。

➢ 2021-05 患者行骨髓穿刺活检，见骨样组织一条，长约 0.8 cm，直径约 0.1 cm。病理诊断：第 1 次报告（2021-05-29）考虑肿瘤累及，需要免疫组织化学协助诊断；第 2 次报告（2021-06-03）考虑淋巴造血系统恶性肿瘤浸润或累及骨髓，具体类型需要结合其他检查。免疫组织化学显示，CD3（-），CD20（-），TdT（部分+），MPO（-），CD10（+/-），CD235a（-），Ki-67（5%，+），CD61（-）（图 6-3）。

➢ 2021-05 患者行骨髓象检查。结果显示，髓片取材、涂片、染色良好，脂肪滴（+/-），骨

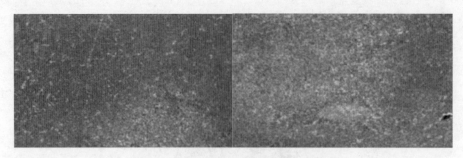

图 6-2　2021-05 显微镜下淋巴结病理

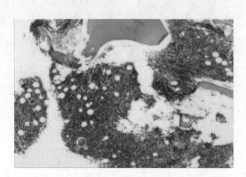

图 6-3　2021-05 骨髓穿刺活检的
免疫组织化学

髓小粒（+/-）；骨髓增生尚活跃；原始细胞占 31.2%，其胞体偏大，核染色质细致疏松，核仁可见，质量少，染蓝色，MPO（-），醋酸萘酚酯酶（NAE）（-），需要结合其他检查来确定其来源和性质；粒系细胞增生尚活跃，早幼粒细胞比值偏高，其余阶段细胞比值减低，形态大致正常；红系细胞增生尚活跃，各阶段细胞比值和形态大致正常；成熟红细胞大小不一，可见大红细胞，呈缗钱状排列，血红蛋白充盈可；单核细胞比值和形态正常，NAE（+）；淋巴细胞占 32%，MPO（-），形态未见明显异常；巨核细胞 10 个，其中颗粒型巨核细胞 6 个、产板型巨核细胞 2 个、巨核细胞裸核 2 个；血小板聚集，散在可见（图 6-4）。

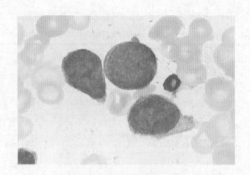

图 6-4　2021-05 骨髓象

➢ 2021-05 患者行骨髓流式细胞术检测。在 CD45 弱阳性区发现一群细胞，占有核细胞的 44%，树突状细胞占有核细胞的 9.99%。

➢ 2021-05 患者行外周血流式细胞术检测。结果发现，CD34、CD117 双阳性占有核细胞的 15.84%；树突状细胞占有核细胞的 0.97%，不排除为急性髓细胞白血病伴浆细胞样树突状细胞（acute myelocytic leukemia-Plasmacytoid dendritic cell，AML-PDC）增多；粒细胞占有核细胞的18.29%，比值减低；嗜酸性粒细胞占有核细胞的1.62%，嗜碱性粒细胞占有核细胞的0.1%。

➢ 2021-05 患者 10 天后复查外周血。在 CD45 弱阳性区发现一群细胞，占有核细胞的55.04%，表达 CD34、CD117、CD123、HLA-DR 和 CD13，该群细胞集聚一团，存在分化发育停滞，为异常髓系早期细胞；树突状细胞占有核细胞的1.05%，可分为两群细胞，一群细胞表型为 CD123bri/HLA-DR（+）/ CD303dim/CD304dim/CD13（+）/CD34 +/CD117dim/CD11c（+）/CD4（-）/CD56/ CD300e（-）/CD16（-）/cMPO（-），另一群细胞表型为 CD123bri/HLA-DR（+）/CD303（+）/CD304（+）/CD13（-）/CD34（-）/CD117dim/CD11c（-）/CD4（-）CD56/CD300e（-）/CD16（-）/cMPO（-），为不同分化发育阶段的树突状细胞，不排除为 AML-PDC 增多。

➢ 2021-05 患者再次行骨髓流式细胞术检测。结果发现，异常髓系早期细胞占有核细胞的41.54%，见少量树突状细胞；异常早期细胞占有核细胞的44%，虽有髓系相关标志，但由于不成系统，MPO 表达也为阴性，不能完全肯定为髓系来源细胞，建议必要时通过分子病理检测 TCR 重排、免疫球蛋白重链（IgH）重排来了解该群细胞与 T 淋巴细胞、B 淋巴细胞的关系。

➢ 2021-06 患者行外周血流式细胞术检测，发现异常髓系早期细胞和发育阶段中的浆细胞样树突状细胞；CD34、CD117 双阳性细胞占有核细胞的15.84%，表达 CD38、HLA-DR、CD4dim、CD13 和 CD123，丢失 CD33，不表达 GranzymeB、CD303、CD304、CD41a、CD15、CD64、CD11c、CD14、CD36、CD16、CD11b、CD9、CD71、CD56、CD7 和 CD19，此群细胞存在分化发育停滞和表型异常，为异常髓系早期细胞；不同发育阶段的浆细胞样树突状细胞占有核细胞的0.97%，表型为 HLA-DR（+）/CD123bri/CD36（+）/CD4（+）/CD34（部分+）/CD117（-）/CD11c（-）/CD64-1CD9（-）1CD3（-）ICD14（-）ICD16（-）/CD19（-）/CD20（-）ICD56（-），不排除为 AML-PDC，建议结合其他检查结果进行综合分析。

➢ 2021-06 骨髓、外周血涂片显示，见大量原始细胞样细胞，核仁可见，核染色质疏松，存在小部分手镜样、拖尾状细胞（图6-5）。

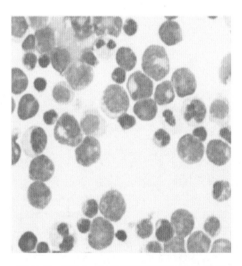

图6-5　2021-06 有核细胞悬液离心涂片

➢ 2021-06 患者行血液肿瘤突变基因检测，送检标本中检测到与白血病密切相关的基因突变，有 SF3B1：NM_012433：exon15：c. A2098G：p. K700E rs559063155、IDH2：NM_002168：exon4：c. G419A：p. R140Q rs121913502、FLT3-ITD 一代突变和 TET2：NM_001127208：exon11：c. A5284G：

p. 11762Vrs2454206；外周血 56 种融合基因未见异常。

【本病例小结】

本例患者为中年男性，发热 2 月余，热型不规则，对激素敏感；外周血中白细胞、红细胞、血小板数量减少；全身多发肿大淋巴结，^{18}F-FDG 摄取活性低；外周血、骨髓中存在异常原始细胞，并逐渐升高；既往患布加综合征，目前稳定。可能诊断为母细胞性浆细胞样树突状细胞肿瘤（blastic plasmacytoid dendritic cell neoplasm，BPDCN）、髓系肿瘤、浆细胞肿瘤、噬血细胞综合征或其他。

BPDCN 符合：①发热，血细胞减少；②淋巴结肿大；③淋巴结的免疫组织化学显示，CD123（+），CD43（+）；④累及骨髓，男性较多。不符合：①无皮肤损害；②淋巴结的免疫组织化学显示，CD56（-），CD4（部分+）；③未发现 9p21.3（*CDKN2A/CDKN2B*）、13q13.1-q14.3（*RB*1）、12p13.2-p13.1（*CDKN*1*B*）、13q11-q12（*LATS*2）等常见基因异常；④骨髓流式细胞术显示，CD303（-），CD304（-）。

髓系肿瘤符合：①血细胞减少；②骨髓涂片发现大量异常原始细胞；③骨髓流式细胞术显示，CD13（+），CD117（+），CD11b（+）、CD123（+）等。不符合：骨髓涂片发现大量异常原始细胞，MPO（-）。

浆细胞肿瘤符合：①老年患者；②血细胞减少；③骨髓流式细胞术显示，CD38（+）。不符合：①骨髓涂片未发现异常浆细胞；②淋巴结的免疫组织化学显示，CD38（-）；③M 蛋白阴性；④未发现骨质损害。

噬血细胞综合征符合：①白细胞、红细胞、血小板数量减少；②发热；③铁蛋白升高。

病例 7　1 例母细胞性浆细胞样树突状细胞肿瘤病例分享

杨　萍　李　敏　朱明霞

北京大学第三医院

【病史及治疗】

➢ 患者，女性，26 岁。

➢ 2019-07 患者无明显诱因出现牙龈出血和双下肢皮肤瘀点、瘀斑。牙龈出血晨起为著，呈鲜红色，附着于牙龈和牙齿表面，伴牙龈轻度肿胀，无牙痛、牙龈破溃，无鼻出血、咯血和呕血；皮肤瘀点、瘀斑以双侧膝关节下方和双侧小腿为著，双侧大腿瘀点、瘀斑较少；无发热、乏力、盗汗，不伴咳嗽、咳痰、心悸、胸闷、气短、腹痛、腹泻，考虑为牙龈炎。使用"甲硝唑"对症治疗后患者牙龈出血好转，但双下肢皮肤瘀点、瘀斑无明显变化。

➢ 2019-11 患者因"双下肢皮肤瘀点、瘀斑无明显变化"至外院就诊。血常规显示，白细胞 $13.54 \times 10^9/L$，红细胞 $1.61 \times 10^{12}/L$，血红蛋白 60 g/L，血小板 $8.0 \times 10^9/L$。人工复片显示，外周血见大量原幼细胞。遂给予对症"输血"治疗。

➢ 2019-11 患者为进一步诊治至北京大学第三医院就诊，门诊以"贫血、血小板减少原因待查"收入院。

➢ 2019-11 正电子发射体层成像/计算机体层成像（PET/CT）显示，全身骨和骨髓 ^{18}F-氟代脱氧葡萄糖（^{18}F-FDG）摄取弥漫性增高，脾大伴 ^{18}F-FDG 摄取增高，符合血液系统恶性病变表现，需要结合病理检查进行诊断；双侧颈部、锁骨上、腋窝、髂血管旁和腹股沟多发小淋巴结，良性可能性大；肝大；胰腺形态饱满。

➢ 2019-11 患者行骨髓穿刺。结果显示，分类不明原始细胞占 82%，人髓过氧化物酶（MPO）（−），特异性脂酶（−）。诊断为分类细胞不明白血病，建议结合其他检查明确诊断。

➢ 2019-11 患者行骨髓活检。免疫组织化学显示，CD20（−），核转录因子 PAX-5（−），CD3（−），CD4（−），MPO（少数+），CD117（+），人末端脱氧核苷酸转移酶（TdT）（个别+），CD8（−），CD34（+），CD123（少数+），Ki-67（+），CD56（+），CD5（−），CD10（少数+），CD99（+），CD19（−）。肿瘤细胞阳性表达 CD117，部分表达 MPO，提示存在髓系分化；鉴于肿瘤细胞阳性表达 CD56，少部分表达 CD123，不除外母细胞性浆细胞样树突状细胞肿瘤。考虑：①母细胞性浆细胞样树突状细胞肿瘤（BPDCN）；②重度贫血；③血小板减少。

➢ 2019-11 患者行骨髓流式细胞术检测。结果显示，骨髓中肿瘤细胞占 88.73%，表达 CD56bright、CD4、CD123bright、CD117、CD34、CD33、CD13 和 CD11c，部分表达 CD304、CD15 和 CD64，不表达 cMPO、cCD79a、CD303、CD38、HLA-DR、CD10、CD14、CD16、CD11b、CD3、CD4、CD8、CD5、CD19 和 CD20。诊断为母细胞性浆细胞样树突状细胞肿瘤可能（急性白血病伴浆细胞样树突状细胞分化待除外）；基因分型为 1 型肾母细胞瘤（Wilms' tumor 1，WT1），

68. 208%；染色体呈 48,XX，+8，+10，t（16；21）（p11；q22）。

【病史及治疗续一】

➢ 2019-11-29 患者行 DVCP（D，柔红霉素；V，长春新碱；C，环磷酰胺；P，甲泼尼龙琥珀酸钠）+阿糖胞苷方案化疗 1 个周期。疗效评估为完全缓解（CR），微小残留病变（minimal residual disease，MRD）1. 38%。

➢ 2020-01-16 患者行 MEA（M，米托蒽醌；E，依托泊苷；A，阿糖胞苷）方案化疗 1 个周期。疗效评估为 CR，MRD（-）。

➢ 2020-03-28 患者继续行 MEA 方案化疗 1 个周期。疗效评估为 MRD 0. 22%。

➢ 2020-05-09 患者行 DVCD（D，柔红霉素；V，长春新碱；C，环磷酰胺；D，地塞米松）+阿糖胞苷方案化疗 1 个周期。疗效评估为 MRD 0. 05%。

➢ 2020-06-12 患者行第 4 次腰椎穿刺取脑脊液。结果显示，见可疑幼稚细胞，中枢神经系统受累。

➢ 2020-06-15 患者行 DVCP+阿糖胞苷方案化疗 1 个周期。疗效评估为 CR，MRD 0. 11%。

➢ 2020-07-24 患者行改良 BuCy（Bu，白消安；Cy，环磷酰胺；阿糖胞苷）预处理方案化疗，增加腰椎穿刺+鞘内注射，复查脑脊液（-）。

➢ 2020-08-03、2020-08-04 患者行异基因造血干细胞移植。弟供姐人类白细胞抗原（HLA）5/10 A+供 A+，2 天干细胞移植单核细胞 8.18×10^8/kg，CD34 15.81×10^6/kg。移植后患者行骨髓穿刺，造血干细胞移植供受体细胞 DNA 嵌合率提示供者来源细胞占 100%。移植后患者行腰椎穿刺+鞘内注射 6 次。

➢ 2020-09-01 至 2021-04-13 患者行 MRD 监测（表 7-1）。

表 7-1　2020-09-01 至 2021-04-13 微小残留病变（MRD）监测

日 期	标 本	MRD 比例
2020-09-01	骨髓	阴性
2021-02-18	骨髓	0. 43%
2021-03-03	骨髓	10. 16%
2021-03-25	骨髓	0. 21%
2021-04-13	脑脊髓	60. 36%

【病史及治疗续二】

➢ 2021-03-03 患者行骨髓流式细胞术检测。结果显示，肿瘤细胞占 10. 16%，表达 CD56bright、CD4、CD123、CD117、CD34 和 CD33，部分表达 CD14，不表达 CD303、CD304、CD38、HLA-DR 和 CD7。患者行骨髓细胞形态检查，发现骨髓增生尚活跃，分类不明原始细胞占 18%。

➢ 2021-03-08 患者行 DVCP+阿糖胞苷+维奈克拉（移植后第 1 次）方案化疗 1 个周期。疗效评估为 CR，MRD 0. 21%。

➢ 2021-04-12 患者出现左眼视物模糊。眼眶磁共振成像（MRI）显示，左侧眼球后部视网膜水平见异常信号，左眼乳突炎可能，不除外病毒感染，建议行左眼玻璃体腔穿刺活检。

➢ 2021-04-13 至 2021-04-20 患者行腰椎穿刺，见分类不明原始细胞，2021-04-16 偶见 1 个可疑幼稚细胞（表 7-2）。

表 7-2　2021-04-13 至 2021-04-20 腰椎穿刺结果

日期	细胞总数 （/μl）	白细胞数 （/μl）	多核细胞 百分比（%）	单核细胞 百分比（%）	快速氯 （mmol/L）	快速葡萄糖 （mmol/L）	脑脊液总蛋白 （mg/dl）
2021-04-13	132	30	10	20	122.3	2.6	42.1
2021-04-16	326	0	—	—	125.8	3.1	82.2
2021-04-20	228	1	—	—	122.8	3.0	45.3

注：—. 本项无数据。

➢ 2021-04-13 患者行流式细胞术检测。结果显示，R2 细胞群占有核细胞的比例为 34.46%，表达 CD3，部分表达 CD4 和 CD8，不表达 CD34、CD117 和 CD33，是成熟的 T 细胞；R3 细胞群占有核细胞的比例为 60.36%，表达 CD34、CD117 和 CD4dim，不表达 CD3、CD8 和 CD303，是异常早期细胞。脑脊液内见 60.36% 异常早期细胞，考虑中枢神经系统转移。

➢ 2021-04-13 患者行 DVCP+阿糖胞苷+维奈克拉（移植后第 2 次）方案化疗 1 个周期。

➢ 2021-05-18 患者行甲氨蝶呤+维奈克拉方案治疗。

➢ 2021-06-08 患者移植供者淋巴细胞。

➢ 2021-06 患者再次行腰椎穿刺。结果显示，脑脊液可见 32.9% 异常早期细胞。

➢ 2021-06 患者行骨髓穿刺。结果显示，骨髓中可见 29.94% 异常早期细胞；基因分型为 WT1，77.11%。疗效评估为疾病进展（PD）。之后患者因粒细胞缺乏合并感染中毒性休克死亡。

【本病例小结】

母细胞性浆细胞样树突状细胞肿瘤（BPDCN）是罕见的血液系统恶性肿瘤，来源于浆细胞样树突状细胞，临床呈侵袭性，常见表现为皮肤病变，骨髓和外周血受累，淋巴结、脾也可受累。临床上，BPDCN 的发病率为 0.45/100 万，男、女发病率比为 3∶1。BPDCN 可见于任何年龄，但老年患者居多，中位患病年龄为 61~67 岁；也可见于儿童，病因不明，部分可能与骨髓增生异常综合征（myelodysplastic syndrome，MDS）相关，与 EB 病毒无关。BPDCN 的常见受累部位包括皮肤（64%~100%）、骨髓和外周血（60%~90%）、淋巴结（40%~50%）。皮肤受累可见单个或多个病变，呈瘀斑、结节、斑块样；仅皮肤受累者少见，多有骨髓、外周血和淋巴结受累；30% 可累及中枢神经系统。BPDCN 表达 CD4、CD56 和 CD123（IL-3 受体亚基 α），其他浆细胞样树突状细胞标志如 CD303、转录因子 4（TCF4）和 T 细胞淋巴瘤蛋白 1（TCL1）也可呈阳性，5 个主要标志中 4 个阳性可确诊（CD4、CD56、CD123、TCL1 和 CD303），MPO（-）。BPDCN 的免疫组织化学诊断标准：①CD4 和/或 CD56 阳性；②CD123、TCL1、CD2AP、CD303 和皮肤淋巴细胞相关抗原（CLA）中一个或多个阳性；③排除淋系、髓系肿瘤。BPDCN 的细胞遗传学有以下特点：①复杂核型发生率为 75%；②无特异性标志；③常见异常有 5q-（72%）、12p-（64%）、13q-（64%）、6q-（50%）、15q（43%）和 9 号单体（28%）；④9p-引起 CDKN2A/2B 缺失，与总生存（OS）期短相关；⑤MYC 重排常见（39%），与预后差、高龄相关；⑥荧光原位杂交（FISH）发现少部分患者 MLL1 基因易位，常合并 ETV6 重排。

在治疗方面，BPDCN 无标准治疗方案，急性淋巴细胞白血病（acute lymphocytic leukemia，ALL）的治疗方案较急性髓细胞白血病（AML）的治疗方案缓解率高，门冬酰胺酶的加入改善了疗效。强力 CVAD（C，环磷酰胺；V，长春新碱；A，多柔比星；D，地塞米松）化疗方案优于 CHOP（C，环磷酰胺；H，多柔比星；O，长春新碱；P，泼尼松）化疗方案。化疗的 CR 率为 41%~55%，疗效不持久，中位生存期为 8~14 个月。中枢神经系统受累发生率高，可预防性行腰椎穿刺+鞘内注射。有研究显示，降低剂量预处理与清髓预处理复发率相当。

目前，BPDCN 的新药有：①重组人白介素（interleukin，IL）-3 偶联截短的白喉毒素（tagraxofusp）；②DNA 烷化剂与抗 CD123 抗体偶联药物（IMGN632）；③CD123 嵌合抗原受体 T 细胞（chimeric antigen receptor T cell，CAR-T）治疗药物（MB-102）；④双特异性单克隆抗体（XmAb14045），可靶向 C123 和 CD3。一项多中心研究纳入 47 例初治 BPDCN 患者和复发/难治性 BPDCN 患者。主要研究终点为 CR，次要研究终点为反应持续时间。初治 32 例 BPDCN 患者中 29 例给予 tagraxofusp 足剂量方案。结果显示，72% 的患者达 CR；45% 的患者后续移植，18 个月、24 个月的 OS 率分别为 59% 和 52%。复发/难治性 BPDCN 患者 15 例，tagraxofusp 的治疗总反应率为 67%，中位起效时间为 24 天，中位生存期为 8.5 个月；严重不良反应为渗漏综合征，发生率为 19%，发生中位时间为 5 天，中位持续时间为 4 天。维奈克拉是人 B 细胞淋巴瘤因子 2（Bcl-2）抑制剂。有研究报道，1 例Ⅳ期 BPDCN 老年女性患者的病变累及皮肤、淋巴结和骨髓，使用硼替佐米治疗 8 周，因神经毒性中止治疗，而使用维奈克拉（400 mg，每天 1 次）4 周后骨髓活检转阴；6 个月 PET/CT 提示 CR。目前，维奈克拉单药或联合去甲基化药物的研究正在进行中。

参 考 文 献

[1] SAPIENZA MR, PILERI S. Molecular features of blastic plasmacytoid dendritic cell neoplasm: DNA mutations and epigenetics [J]. Hematol Oncol Clin North Am, 2020, 34（3）: 511-521.

[2] MENEZES J, ACQUADRO F, WISEMAN M, et al. Exome sequencing reveals novel and recurrent mutations with clinical impact in blastic plasmacytoid dendritic cell neoplasm [J]. Leukemia, 2014, 28（4）: 823-829.

病例 8　1 例嵌合抗原受体 T 细胞治疗病例分享

许彭鹏　闫子勋　李　磊　易红梅　宋　琦　王申捷

上海交通大学医学院附属瑞金医院

【病史及治疗】

➤ 患者，女性，60 岁。

➤ 2020-03 患者无明显诱因出现"中上腹疼痛"，于当地医院就诊。

➤ 2020-03 腹部计算机体层成像（CT）显示，左上腹见不规则软组织团块，考虑空肠恶性肿瘤伴局部肠系膜侵犯和淋巴结转移，腹盆腔见少量积液。

➤ 2020-04 患者于上海交通大学医学院附属仁济医院行小肠部分切除术（小肠恶性肿瘤根治术）。术后病理显示，弥漫大 B 细胞淋巴瘤，人 B 细胞淋巴瘤因子 2（Bcl-2）和原癌基因（c-MYC）易位，呈高侵袭性。免疫组织化学显示，CD79a（+），CD3（−），CD20（+），p53（80%，+），骨髓瘤癌基因-1（MUM-1）（5%，+），Bcl-2（90%，+），Bcl-6（80%，+），MYC（80%，+），CD10（70%，+），CD19（+），Ki-67（90%，+）。原位杂交显示，EB 病毒编码的 RNA（EBER）（−）。

➤ 2020-04 患者于上海交通大学医学院附属瑞金医院行正电子发射体层成像/计算机体层成像（PET/CT）检查。结果显示，小肠局部术后，切口壁局部 ^{18}F-氟代脱氧葡萄糖（^{18}F-FDG）摄取增高；小肠、升结肠、横结肠和降结肠局部肠壁增厚；心隔角、胃周、腹腔、后腹膜、左侧盆腔和右侧腹股沟多发淋巴；左侧第 9 后肋旁、左下腹皮下和腹膜处见结节伴 ^{18}F-FDG 摄取增高；左侧腹内斜肌增厚伴 ^{18}F-FDG 摄取增高；左侧第 8~9 后肋间、右侧第 10 后肋旁和右侧第 7~9 前肋间软组织增厚伴 ^{18}F-FDG 摄取增高。

➤ 2020-04 对于小肠病灶，低倍镜下见增生细胞在肠壁黏膜下层和肌层内呈弥漫性生长；增生细胞密度大、胞质少、核深染，淋巴造血系统来源；与正常成熟的小淋巴细胞相比，增生细胞以中等、大细胞形态为主，核型不规则，部分细胞染色质较粗，可见核仁，背景炎细胞少，首先考虑 B 细胞来源（图 8-1）。

➤ 2020-04 患者行腹部淋巴结穿刺活检。病理未见淋巴结基本结构，增生细胞呈弥漫性分布；增生细胞以中等、大细胞形态为主，异型明显，背景炎细胞少；高倍镜下细胞形态不规则，可见核仁，核分裂象易见（图 8-2）。免疫组织化学显示，CD20（+），CD19（+），CD79a（+），Bcl-6（+），MUM-1（−），Bcl-2（约 90%，+），c-MYC（95%，+），Ki-67（90%，+），CD3（−），CD5（−），CD10（−），细胞周期蛋白 D1（Cyclin D1）（−），CD21（−）；原位杂交显示，EBER（−）（图 8-3）。增生细胞为 B 细胞来源，符合非霍奇金 B 细胞淋巴瘤；瘤细胞呈生发中心来源表型；瘤细胞双表达 c-MYC 和 Bcl-2，p53 呈错义突变表型，Ki-67 高表达，提示为侵袭性淋巴瘤；EBER 检测提示无 EB 病毒感染。

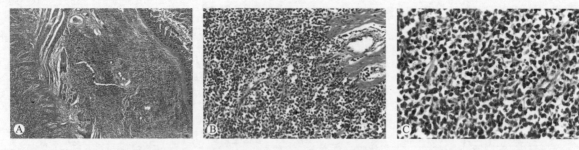

图 8-1　2020-04 小肠病灶病理

注：A. 低倍镜下见增生细胞在肠壁黏膜下层和肌层内呈弥漫性生长；B. 增生细胞密度大、胞质少、核深染，提示淋巴
造血系统来源；C. 与正常成熟的小淋巴细胞相比，增生细胞以中等、大细胞形态为主，核型不规则，部分细胞染色质较粗，
可见核仁，背景炎细胞少，首先考虑 B 细胞来源。

图 8-2　2020-04 腹部淋巴结穿刺活检

注：A. 未见淋巴结基本结构，增生细胞呈弥漫性分布；B. 增生细胞以中等、大细胞形态为主，异型明显，背景炎细胞
少；C. 高倍镜下细胞形态不规则，可见核仁，核分裂象易见。

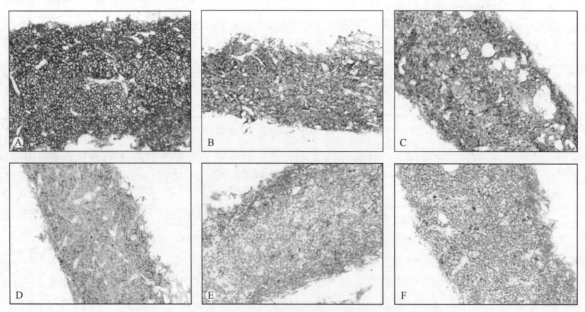

图 8-3　2020-04 腹部淋巴结免疫组织化学

注：A. CD20；B. CD79a；C. CD19；D. CD22；E. CD3；F. CD5。

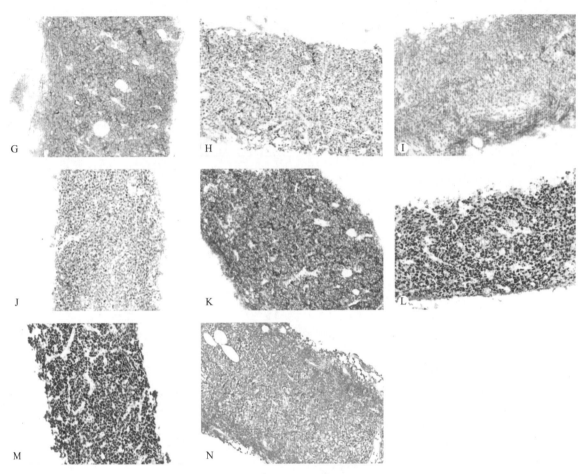

图 8-3　2020-04 腹部淋巴结免疫组织化学（续图）

注：G. CD10；H. Bcl-6；I. *MUM-1*；J. *c-MYC*；K. Bcl-2；L. *p53*；M. Ki-67；N. EBER。

➤ 2020-04 患者行二代测序技术检测。分子 panel 结果显示，见具有明确临床意义的基因变异（Ⅰ、Ⅱ类）（表 8-1）。

表 8-1　2020-04 具有明确临床意义的基因变异（Ⅰ、Ⅱ类）

基因名	核苷酸变化	氨基酸变化	外显子	频率	临床分类
MYC	c. A217G	p. T73A	exon2	0.4463	Ⅱ
TP53	c. G818A	p. R273H	exon8	0.3316	Ⅱ
	c. C742T	p. R248W	exon7	0.6134	Ⅱ

➤ 2020-04 患者行骨髓穿刺活检，结果未见淋巴瘤浸润。

➤ 2020-04 乳酸脱氢酶（LDH）840U/L。

➤ 2020-04 综合以上检查结果，患者诊断为高级别非霍奇金 B 细胞淋巴瘤〔生发中心型，Ann Arbor 分期为Ⅳ期；美国东部肿瘤协作组（ECOG）评分 2 分，淋巴瘤国际预后指数（IPI）4 分；双表达；Bcl-2/MYC 双打击，伴 *TP53*、*MYC*、Bcl-2 等基因突变〕。

➤ 2020-05-07 至 2020-07-20 患者行剂量调整（DA）-REPOCH（R，利妥昔单抗；E，依托

泊苷；P，泼尼松；O，长春新碱；C，环磷酰胺；H，多柔比星）方案化疗 3 个周期。

➤ 2020-07-20 PET/CT 显示，与 2020-04 PET/CT 相比，腹膜后肾门水平病变占位增大，^{18}F-FDG 摄取增高，淋巴瘤 Deauville 评分 5 分，疾病进展（PD）。

➤ 2020-07-21 至 2020-10-30 患者继续行 DA-REPOCH 方案化疗 3 个周期。

【病史及治疗续一】

➤ 2020-10 患者符合原发性/耐药性非霍奇金 B 细胞淋巴瘤，进入嵌合抗原受体 T 细胞（CAR-T）治疗 I 期临床试验。

➤ 2020-10-19 PET/CT 显示，吻合口远端、中腹部分小肠壁、左侧腹壁、腹盆腔淋巴结、子宫和左侧附件局部^{18}F-FDG 摄取增高。

➤ 2020-10-27 腹部 CT 显示，腹腔多发肿物，左侧腹壁见结节影（大小为 2.6 cm×1.4 cm）；左上腹吻合口壁增厚；盆腔占位（大小为 7.3 cm×6.3 cm）与宫颈、阴道和左侧附件分界不清。

➤ 2020-10-28 患者行左侧腹壁结节穿刺活检。术后病理显示，瘤细胞呈弥漫性分布，中等、大细胞形态，异型明显，可见核分裂象，背景炎细胞少（图 8-4）。免疫组织化学显示，CD20 （+），CD19 （+），CD79a （+），CD22 （+），CD10 （+），Bcl-6 （+），*MUM*-1 （-），Bcl-2 （100%，+），*c-MYC* （95%，+），Ki-67 （100%，+），CD3 （-），CD5 （-），CD10 （-），Cyclin D1 （-），CD21 （-）；瘤细胞与初发时免疫表型一致（图 8-5）。原位杂交显示，EBER （-）。

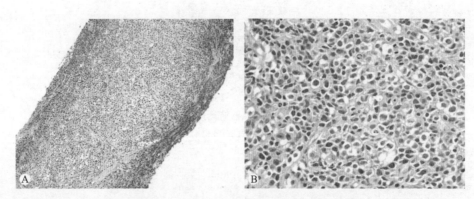

图 8-4　2020-10-28 左侧腹壁结节病理

注：A. 瘤细胞呈弥漫性分布；B. 瘤细胞呈中等、大细胞形态，异型明显，可见核分裂象，背景炎细胞少。

➤ 2020-10-30 患者行骨髓穿刺活检，结果未见淋巴瘤浸润。

➤ 2020-10-30 LDH 790 U/L。

➤ 2020-10-30 PET/CT 显示，吻合口远端、中腹部分小肠壁、腹盆腔淋巴结、子宫和左侧附件局部^{18}F-FDG 摄取增高，残留病灶^{18}F-FDG 摄取仍高，淋巴瘤 Deauville 评分 5 分，疾病稳定（stable disease，SD）。

➤ 2020-10-30 综合以上检查结果，患者诊断为难治性高级别非霍奇金 B 细胞淋巴瘤（生发中心型，Ann Arbor 分期为Ⅳ期；ECOG 评分 1 分，IPI 3 分；双表达；Bcl-2/*MYC* 双打击，17q-阳性伴 *TP53*、*MYC*、*Bcl*-2 等基因突变）。

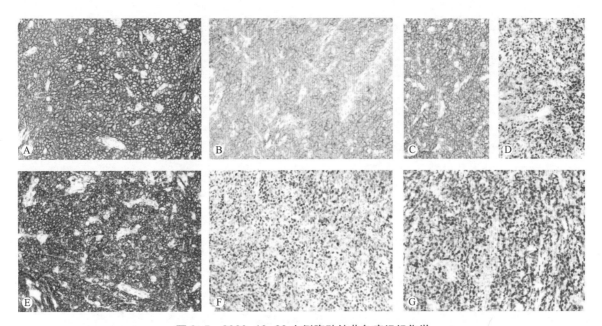

图 8-5　2020-10-28 左侧腹壁结节免疫组织化学

注：A. CD20；B. CD19；C. CD10；D. Bcl-6；E. Bcl-2；F. *c-MYC*；G. Ki-67。

【病史及治疗续二】

➤ 2020-11-16 患者行 FC（F，氟达拉宾；C，环磷酰胺）预处理方案化疗。

➤ 2020-11-21 患者行 CAR-T 回输治疗（1×10^8 cells/μl）。

➤ 2020-11-21 至 2020-11-24 患者行 CAR-T 回输治疗后体温 36.9~37.2 ℃，血氧饱和度 98%~100%，心率 80~90 次/分，血压（120~125）/（70~75）mmHg。主要临床症状为腹痛。给予观察、预防感染和对症支持治疗。

➤ 2020-11-25 患者体温最高 38.9 ℃，血氧饱和度 97%，心率 96 次/分，血压 122/70 mmHg。细胞因子释放综合征分级为 1 级。症状有持续发热、腹痛和少尿（400 ml/24 h）等。给予退热、留置导尿管、利尿、预防感染和对症支持治疗。

➤ 2020-11-26 多学科会诊，患者体温最高 39.1 ℃，血氧饱和度 90%（未吸氧情况下），心率 99 次/分，血压 119/69 mmHg。细胞因子释放综合征分级为 2 级。症状有持续发热、腹痛和少尿（200 ml/12 h）等。肾后性尿路梗阻可能。

➤ 2020-11-26 腹盆腔 CT 显示，左侧肾盂、输尿管扩张积水，且左侧输尿管受压梗阻（图 8-6）。

➤ 2020-11-26 膀胱镜下逆行至输尿管支架失败，患者肌酐进行性升高、尿量减少。

➤ 2020-11-26 患者行 CT 引导下双侧肾盂穿刺置管引流（图 8-7）。

➤ 2020-11-26 患者术后当天肌酐即迅速下降，术后每天尿量在 2000 ml 左右。

➤ 2020-11-27 至 2020-11-29 患者体温 38.7 ℃，血氧饱和度 99%，心率 83 次/分，血压 123/76 mmHg。细胞因子释放综合征分级为 2 级。患者发热、肌肉酸痛，尿量约 4000 ml，但腹痛好转。给予托珠单抗和对症支持治疗。

➤ 2020-11-28 患者行数字减影血管造影（digital subtraction angiography，DSA）引导下双侧输尿管支架顺行置管，变外引流为内引流，提高了患者的舒适度（图 8-8）。

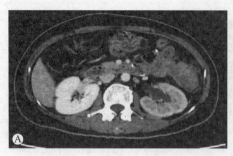
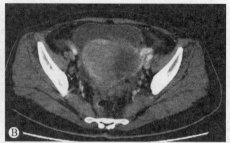

图 8-6　2020-11-26 腹盆腔 CT

注：A. 左侧肾盂、输尿管扩张积水；B. 左侧输尿管受压梗阻。

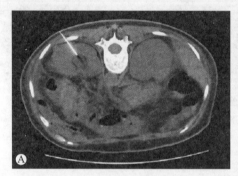
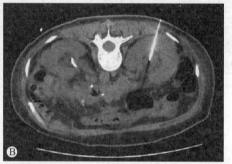

图 8-7　2020-11-26 CT 引导下双侧肾盂穿刺置管引流

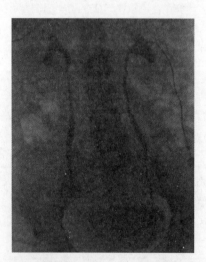

图 8-8　2020-11-28 DSA 引
导下双侧输尿管支架顺行置管

➢ 2020-11-30 患者体温 37.1 ℃，血氧饱和度 99%，心率 80 次/分，血压 120/70 mmHg。细胞因子释放综合征分级为 1 级。患者腹痛、肌肉酸痛症状好转，尿量为 3800 ml，但存在双上肢肌肉震颤。给予左乙拉西坦和对症支持治疗。

➢ 2020-11-30 脑电图（electroencephalogram，EEG）显示，可见弥漫性广泛慢波。头部磁共振成像（MRI）未显示任何急性颅内病变。患者拒绝行腰椎穿刺。

➢ 2020-12-06 患者体温 37 ℃，血氧饱和度 97%，心率 97 次/分，血压 108/69 mmHg。患者无发热、肌肉酸痛症状，双上肢肌肉震颤未改善。CAR-T 相关脑病综合征分级为 1 级。给予左乙拉西坦治疗。

➢ 2020-12-16 患者体温 36.9 ℃，血氧饱和度 98%，心率 98 次/分，血压 110/72 mmHg。患者无不适症状，生命体征稳定。

➢ 2020-12-16 腹盆腔增强 CT 显示，左侧腹壁和子宫附件区肿物缩小（图 8-9）。

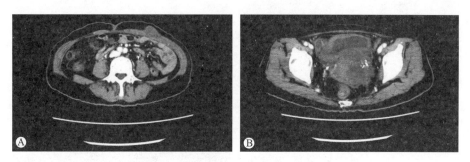

图 8-9　2020-12-16 腹盆腔增强 CT
注：A. 左侧腹壁肿物缩小；B. 子宫附件区肿物缩小。

➢ 2020-12-17 PET/CT 显示，左侧腹壁和子宫附件区肿物 ^{18}F-FDG 摄取减低，其余异常 ^{18}F-FDG 高摄取灶消失。淋巴瘤 Deauville 评分 3 分。

➢ 2020-12-18 患者疗效评估为完全缓解（CR），遂出院。

➢ 2021-02-21 患者行 CAR-T 回输 3 个月后，腹盆腔 CT 和 PET/CT 显示，原 ^{18}F-FDG 高摄取灶消失（图 8-10）。淋巴瘤 Deauville 评分 1 分，疗效评估为 CR。

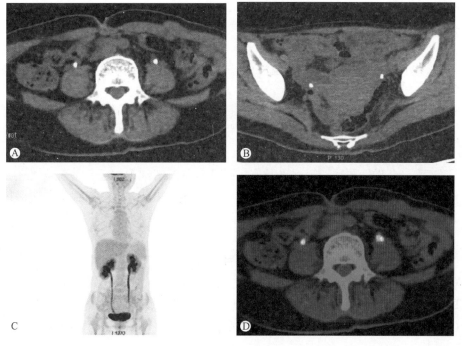

图 8-10　2021-02-21 CAR-T 回输 3 个月后复查腹盆腔 CT 和 PET/CT
注：A. 左侧腹壁病灶（CT）；B. 子宫附件区病灶 CT；C. 上半身 PET/CT；D. 盆腔 PET/CT。

➤ 2021-05-21 患者行 CAR-T 回输 6 个月后，腹盆腔 CT 和 PET/CT 显示，原^{18}F-FDG 高摄取灶消失（图 8-11）。淋巴瘤 Deauville 评分 1 分，疗效评估为 CR。

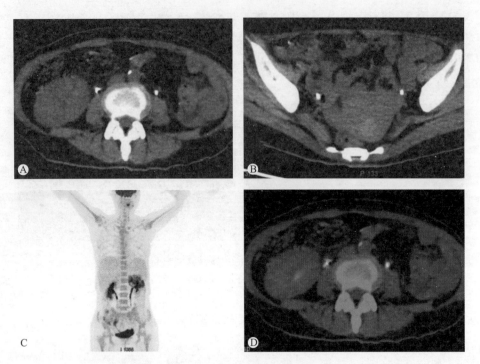

图 8-11　2021-05-21 CAR-T 回输 6 个月后复查 CT、PET/CT

注：A. 左侧腹壁病灶（CT）；B. 子宫附件区病灶（CT）；C. 上半身 PET/CT；D. 盆腔 PET/CT。

【本病例小结】

本例患者为老年女性，因"中上腹疼痛"被诊断为高侵袭性非霍奇金 B 细胞淋巴瘤，经过 6 个周期 DA-REPOCH 方案化疗，疗效评估为 SD；再次行病灶穿刺活检，仍被诊断为高侵袭性非霍奇金 B 细胞淋巴瘤（难治，Ann Arbor 分期为Ⅳ期，IPI 3 分，双表达，Bcl-2/*MYC* 双打击，伴 *TP*53、*MYC*、*Bcl-2* 等基因突变）。

复发/难治性非霍奇金 B 细胞淋巴瘤患者预后差、生存期短。有研究报道，CAR-T 治疗可显著提高此类患者的预后和生存期。本例患者 2020-11-21 回输 CAR-T 后出现 2 级细胞因子释放综合征，持续 11 天，且因局部细胞因子释放综合征出现肾后性尿路梗阻，遂给予肾盂穿刺造口、输尿管支架置入引流缓解肾后性尿路梗阻，以及 4 次托珠单抗缓解细胞因子释放综合征的症状；神经毒性（neurotoxins，NT）1 级，给予左乙拉西坦治疗神经系统症状，粒细胞集落刺激因子升白细胞，血小板生成素升血小板，以及补充丙种球蛋白等对症治疗；回输 CAR-T 28 天后，患者疗效评估为 CR，遂出院。

CAR-T 治疗的全程管理有助于提高产品的可溯性，保证产品质量，增强风险管控，减少 CAR-T 相关严重不良事件和减轻患者的心理负担，提高患者治疗的依从性，最大化患者的生存获益。CAR-T 治疗改善可患者生存期。免疫治疗新时代，CAR-T 治疗为复发/难治性非霍奇金 B 细胞淋巴瘤患者预后的改善和生存期的提高带来了新希望。

参 考 文 献

[1] PENACK O, MARCHETTI M, RUUTU T, et al. Prophylaxis and management of graft versus host disease after stem-cell transplantation for haematological malignancies: updated consensus recommendations of the European Society for Blood and Marrow Transplantation [J]. Lancet Haematol, 2020, 7 (2): e157-e167.

[2] LEE DW, SANTOMASSO BD, LOCKE FL, et al. ASTCT consensus grading for cytokine release syndrome and neurologic toxicity associated with immune effector cells [J]. Biol Blood Marrow Transplant, 2019, 25 (4): 625-638.

病例 9　1 例霍奇金淋巴瘤复发病例分享

高　力　向茜茜　罗梦林　甘　慧　刘慧敏

陆军军医大学新桥医院

【病史及治疗】

➢ 患者，男性，36 岁。

➢ 2016-05 患者因"右侧颈部和右侧腋窝淋巴结肿大，伴乏力、发热、咳嗽、盗汗"就诊。

➢ 2016-05 患者行"右侧颈部淋巴结穿刺活检"。术后病理显示，经典霍奇金淋巴瘤（混合细胞型，Ⅲ期，B 组）。

➢ 2016-06 患者行 ABVD（A，多柔比星；B，博来霉素；V，长春碱；D，达卡巴嗪）方案化疗 6 个周期。

➢ 2016-12 胸部增强计算体层成像（CT）显示，右侧颈部和右侧腋窝淋巴结缩小，疗效评估为部分缓解（PR）。但之后患者未定期复查和治疗。

【病史及治疗续一】

➢ 2018-05 患者再次出现"右侧颈部和右侧腋窝淋巴结肿大"，并出现"腹胀"和"肝、脾占位"。

➢ 2018-05 患者行 ICE（I，异环磷酰胺；C，卡铂；E，依托泊苷）方案化疗 6 个周期。

➢ 2018-10 正电子发射体层成像/计算机体层成像（PET/CT）显示，右侧腋窝、腹主动脉旁多发肿大淋巴结，^{18}F-氟代脱氧葡萄糖（^{18}F-FDG）摄取增高，倾向为淋巴瘤侵及，淋巴瘤 Deauville 评分 4 分。

【病史及治疗续二】

➢ 2020-05 患者淋巴结再次增大，并出现腹胀、腹痛、消瘦，遂就诊于陆军军医大学新桥医院。

➢ 2020-05 患者行左侧颈部淋巴结穿刺活检。术后病理显示，经典霍奇金淋巴瘤（混合细胞型）。免疫组织化学显示，CD30（大细胞+），CD3（滤泡间+），CD20（滤泡树突状细胞网内细胞+），CD21（滤泡树突状细胞网+），Ki-67（67%），CD15（大细胞散在+），EB 病毒编码的RNA（EBER）（大细胞弱+），附膜蛋白（MUC-1）（大细胞散在+），B 细胞 Oct 结合蛋白 1（BOB.1）（散在细胞+），CD79a（滤泡树突状细胞网内细胞+），CD5（+），CD10（散在+），人 B 细胞淋巴瘤因子 6（Bcl-6）（散在+），程序性死亡蛋白-1（PD-1）（+）。

【病史及治疗续三】

➢ 2021-05-05 外院腹部 CT 显示，肝左叶增大、右叶萎缩，肝边缘凹凸不平，肝裂增宽，肝内散在多发结节状、团片状低密度影，肝周围见少量腹水；脾大，脾外缘超过5个肋单元。

> 2021-05-17 患者行卡瑞利珠单抗+DHAP（D，地塞米松；HA，大剂量阿糖胞苷；P，顺铂）方案化疗1个周期，化疗后患者出现2级血液学不良反应。

> 2021-06-02 腹部CT显示，肝左内叶、右前叶多发低密度灶；多个淋巴结较2021-05-05缩小；肝硬化，脾大。

> 2021-06-07 患者继续行卡瑞利珠单抗+DHAP方案化疗1个周期，仍存在2级血液学不良反应。

> 2021-06-29 患者行卡瑞利珠单抗单药化疗1个周期，治疗期间无不良反应。

> 2021-07-01 腹部CT显示，肝右叶结节状低密度影缩小；浅表淋巴结无肿大，腹膜后淋巴结缩小；肝硬化，脾大。

> 2021-07-12 PET/CT显示，双侧颈部（Ⅰ～Ⅴ区）、右侧锁骨上窝、双侧腋窝、纵隔（2~7区）、右侧心膈角区、右侧膈角后间隙、腔静脉-腹主动脉周围、双侧髂血管旁和双侧腹股沟区多发淋巴结影，较大者位于纵隔7区，大小为2.2 cm×1.4 cm，部分^{18}F-氟代脱氧葡萄糖（^{18}F-FDG）摄取轻度增高；肝、脾未见异常^{18}F-FDG摄取增高灶，提示肿瘤活性受到抑制；肝左叶明显增大，肝右叶缩小，导致肝叶比例失调，表面凹凸不平，肝裂增宽，肝实质内未见明确异常密度灶；门静脉增宽，主干最宽处直径约2.1 cm；脾门区、胃底多发蚯蚓状软组织密度影；肝内胆管和胆总管未见增宽；脾体积增大，最厚处约8.12 cm，密度未见异常；淋巴瘤Deauville评分2分；肝硬化，脾大，慢性胆囊炎。疗效评估为CR。

> 2021-07-19 患者行肝病灶穿刺活检。术后病理显示，纤维组织增生，见大量淋巴细胞、嗜酸性粒细胞浸润；增生的纤维组织内有肝细胞岛，肝细胞发生嗜酸性变；灶性淋巴细胞聚集；胆管上皮黏液细胞化生，周围淋巴细胞浸润（图9-1）。

> 2021-07-19 患者行保肝治疗后谷丙转氨酶、谷草转氨酶水平正常，碱性磷酸酶、谷氨酰转肽酶水平增高，考虑肝内胆汁淤积，建议口服熊去氧胆酸治疗。去除诱因，结合患者近3个月的用药史，以及肝病灶病理见嗜酸性粒细胞浸润，考虑药物性肝损伤，建议筛查可疑药物，停用或换用该药物；是否存在淋巴瘤肝组织浸润需要进一步排除；患者无食管-胃底静脉曲张，总胆红素正常，无抗肿瘤治疗的绝对禁忌证，但需要在抗肿瘤治疗期间严密监测肝功能，以便及时调整治疗方案。

> 2021-08-07 患者行卡瑞利珠单抗+DHAP减量方案化疗+粒细胞集落刺激因子动员。

> 2021-08-13 患者行外周血肝细胞采集，发现黏液性囊性肿瘤（mucinous cystic neoplasms，MCN）18.05×10^8/kg，CD34（+）6.76×10^6/kg。

> 2021-09-16 患者行BEAC（B，卡莫司汀；E，依托泊苷；A，阿糖胞苷；C，环磷酰胺）减量预处理方案化疗，并行熊去氧胆酸、谷胱甘肽保肝治疗。治疗期间持续监测肝功能，未进一步加重。

【本病例小结】

肝硬化是指在病因的作用下，肝细胞出现弥漫性变性、坏死，进一步发生纤维组织增生和肝细胞结节状再生，最终导致肝变形、变硬。常见病因有肝炎、酗酒、免疫系统疾病、感染、遗传病、代谢性疾病、长期胆汁淤积及食物和药物毒性。肝硬化的影像学特点为肝大小的改变，肝形态、轮廓的改变，肝密度的改变，肝裂增宽，以及继发性改变（包括脾大、门静脉扩张、侧支循环形成和腹水）。

淋巴瘤侵犯肝的影像学表现呈CT分型，有结节（肿物）型、弥漫型和混合型。平扫CT：常

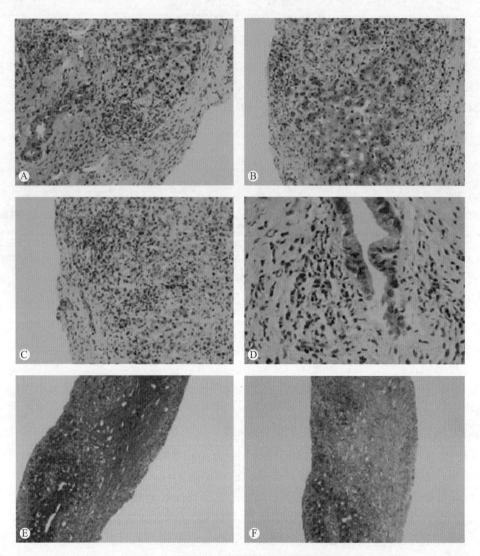

图 9-1　2021-07-19 肝病灶穿刺活检病理

注：A. 纤维组织增生，见大量淋巴细胞、嗜酸性粒细胞浸润；B. 增生的纤维组织内有肝细胞岛，肝细胞发生嗜酸性变；C. 灶性淋巴细胞聚集；D. 胆管上皮黏液细胞化生，周围淋巴细胞浸润；E. Masson 染色；F. 网状纤维染色。

为低密度，边界清或模糊，多数密度均匀，可发生出血、坏死和囊变。增强 CT：少血供或无血供，呈无明显强化或轻度强化，特征性征象为"血管漂浮征"。

美国国家综合癌症网络（NCCN）指南推荐使用 PD-1 抗体治疗复发/难治性经典霍奇金淋巴瘤。目前，经典霍奇金淋巴瘤的标准治疗是以联合化疗为主导的综合治疗，ABVD、BEACOPP（B，博来霉素；E，依托泊苷；A，多柔比星；C，环磷酰胺；O，长春新碱；P，丙卡巴肼；P，泼尼松）等一线治疗方案的缓解率较高；PD-1 抗体单药或联合 BV 方案可作为复发/难治性患者的二线治疗选择，但复发/难治性患者在二线治疗失败后缺乏更有效的挽救手段；PD-1 抗体单药还可作为复发/难治性患者的后续治疗选择。PD-1 单抗联合化疗治疗复发/难治性患者可早期达到 CR，疗效较理想，也可联合化疗桥接造血干细胞移植（HSCT）。

需要注意的是，化疗药物和肿瘤均可引起肝损伤，患者出现肝损伤后应积极寻找原因，调整治疗方案。

目前，多学科会诊平台可为淋巴瘤患者的全程治疗"保驾护航"。

参 考 文 献

中华医学会肝病学分会，中华医学会消化病学分会．肝脏生化试验的分析与监测共识意见（草案）[C/OL]//中华医学会．中华医学会第九次全国消化系统疾病学术会议论文集，广州，2009.

病例 10　1 例复发/难治性经典霍奇金淋巴瘤临床诊治分享

王　婕　赵　莎　苏鸣岗　纪　琳　黄　媛　牛　挺

四川大学华西医院

【病史及治疗】

➢ 患者，男性，18 岁，无特殊个人史，主诉"发热伴乏力 1 月余"。

➢ 2015-06-03 患者就诊于四川大学华西医院胸外科，胸部计算体层成像（CT）显示，纵隔见一肿物，大小为 10.7 cm×11.5 cm×11.0 cm。

➢ 2015-06-15 胸部增强 CT 显示，前纵隔可见一软组织密度肿物影，最大截面为 4.9 cm×12.2 cm，轻度强化，伴纵隔淋巴结肿大，怀疑胸腺来源肿瘤或淋巴瘤。

➢ 2015-06-17 血常规、肝功能、肾功能、凝血系列和输血前全套检查均未见明显异常。

➢ 2015-06-19 心脏彩色多普勒超声（以下简称"彩超"）、上腹部增强 CT、头部增强磁共振成像（MRI）、单光子发射计算机体层成像（single-photon emission computed tomography，SPECT）和全身骨显像均未见异常。

➢ 2015-06-19 颈部彩超显示，胸骨上窝见数个弱回声结节，较大者大小为 2 cm×2 cm，怀疑淋巴结。

➢ 2015-06-25 患者行"经正中开胸纵隔肿瘤切除术"。

【病史及治疗续一】

➢ 2015-07-23 患者就诊于四川大学华西医院血液科，仍有间断发热，最高体温 39 ℃，伴咳嗽、咳痰。

➢ 2015-07-23 查体显示，体温 39.2 ℃，脉搏 106 次/分，呼吸 21 次/分，血压 94/65 mmHg；双侧腋窝可扪及数枚黄豆大小的肿大淋巴结，质硬，边界清，活动可，无触痛；胸前可见手术瘢痕，心肺查体无特殊；腹软，无触痛，肝、脾肋下未触及。

➢ 2015-07-23 血常规显示，白细胞 8.54×10^9/L，血红蛋白 99 g/L，血小板 485×10^9/L。

➢ 2015-07-23 肝功能、肾功能未见明显异常，乳酸脱氢酶 3235 U/L。

➢ 2015-07-23 骨髓涂片、骨髓流式细胞术检测和骨髓穿刺活检均未见异常。

➢ 2015-07-27 正电子发射体层成像/计算机体层成像（PET/CT）显示，双侧中下颈部、右侧锁骨上、纵隔、右侧肺门、双侧胸骨旁、心隔角见多枚肿大淋巴结摄取 [18]F-氟代脱氧葡萄糖（[18]F-FDG）异常增高，较大者大小为 2.4 cm×1.9 cm，最大标准摄取值（SUV_{max}）为 12.1；颈部、胸部、腹部淋巴结及全身多处骨骼见 ^{18}F-FDG 代谢异常增高灶，均考虑淋巴瘤侵犯；双肺见少许炎症；右侧胸腔积液（图 10-1）。

➢ 2015-07-27 前纵隔手术标本大体检查（巨检）显示，肿物体积 12.5 cm×9.5 cm×6.0 cm，

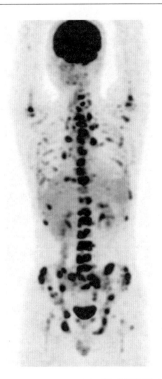

图 10-1 2015-07-27 PET/CT

包膜完整且光滑，切面灰黄，实性，多结节，可见一囊性病变，直径 5 cm，壁厚 0.2 cm，囊内见灰褐色坏死物。病理显示，经典霍奇金淋巴瘤，结节硬化型。免疫组织化学显示，CD20（-），CD3（-），CD30（+），CD15（部分+），核转录因子 PAX-5（+），多发性骨髓瘤癌基因-1（*MUM*-1）（+），间变淋巴瘤激酶（ALK）（-），颗粒酶 B（GB）（-），广谱细胞角蛋白（PCK）（-），胎盘碱性磷酸酶（PLAP）（-）（图 10-2）。综合诊断为经曲霉奇金淋巴瘤，结节硬化型，ⅣB 期。

➤ 2015-08 患者开始行 ABVD（A，多柔比星；B，博来霉素；V，长春新碱；D，达卡巴嗪）方案化疗。

➤ 2015-09-28 患者化疗 2 个周期后行 PET/CT。结果提示，纵隔见软组织影，^{18}F-FDG 摄取增高，倾向术后改变，但鉴于位于手术区域，故无法准确判断有无肿瘤残留（图 10-3）。

➤ 2015-10 至 2015-11 患者继续行吉西他滨+ABVD 方案化疗。

➤ 2015-11-30 患者 4 个周期化疗结束后行 PET/CT。结果显示，纵隔软组织影^{18}F-FDG 摄取较 2015-09-28 减低，体力状况评分 4 分；全身其余部位未见肿瘤残留征象（图 10-4）。

➤ 2015-12 至 2016-02 患者完成第 5、6 个周期吉西他滨+ABVD 方案化疗。原计划末次化疗后 6~8 周（2016-04）进行 PET/CT 评估，但患者因个人原因至 2016-05-09 才复查。

➤ 2016-05-09 患者 6 个周期化疗结束后行 PET/CT。结果显示，纵隔软组织影较 2015-11-30 缩小，^{18}F-FDG 摄取稍降低，但胸骨柄左侧、右侧第 7 肋前支^{18}F-FDG 摄取水平明显增高，淋巴瘤 Deauville 评分 5 分；全身其余部位未见肿瘤残留征象（图 10-5）。

➤ 2016-05-10 会诊后考虑患者淋巴瘤复发可能性大，建议其行自体造血干细胞移植。但患者因个人原因只采集了外周血干细胞而未行自体造血干细胞移植。

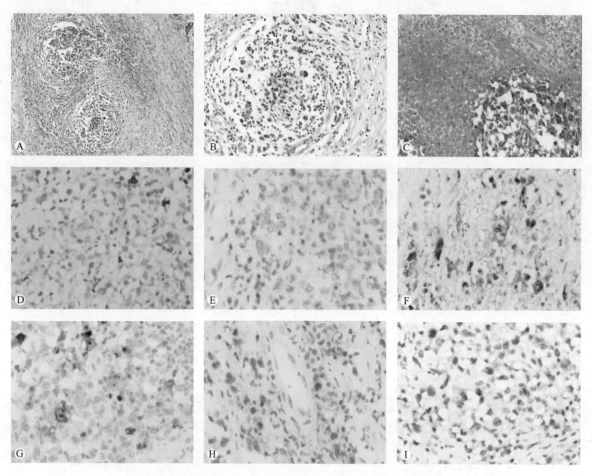

图 10-2　2015-07-27 前纵隔手术标本大体检查（巨检）

注：A. 纤维组织增生，分割淋巴组织呈结节状；B. 在小淋巴细胞背景上见少数体积大的霍奇金淋巴瘤细胞；C. 灶区可见坏死；D. CD20（−）；E. CD3（−）；F. CD30（+）；G. CD15（+）；H. *MUM*-1（+）；I. PAX-5（+）。

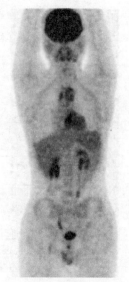

图 10-3　2015-09-28 PET/CT

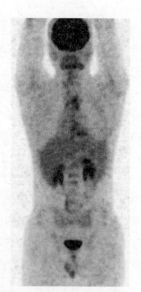

图 10-4　2015-11-30 PET/CT

【病史及治疗续二】

➢ 2016-08-15 PET/CT 显示，双侧肺门、纵隔、腹腔和腹膜后多发大小不等的淋巴结影，^{18}F-FDG 摄取增高，考虑淋巴瘤浸润；双侧胸膜下和胸壁软组织增多，部分突向胸腔，考虑淋巴瘤浸润；肝内多发片状低密度影，^{18}F-FDG 摄取增高，考虑淋巴瘤浸润；脾局限性^{18}F-FDG 摄取增高，考虑淋巴瘤浸润；全身骨多处^{18}F-FDG 摄取增高，考虑淋巴瘤浸润（图 10-6）。以上均提示淋巴瘤复发。

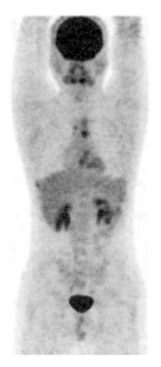

图 10-5　2016-05-09 PET/CT

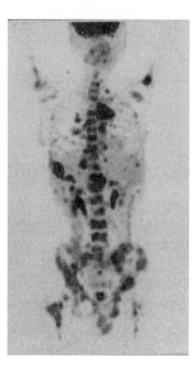

图 10-6　2016-08-15 PET/CT

➢ 2016-08-17 患者行纵隔肿物穿刺活检。术后病理显示，部分为纤维、脂肪和骨骼肌组织；另见少量增生的淋巴组织，其内散在少数大细胞，且细胞挤压、变形。免疫组织化学显示，CD45（-），CD20（-），CD3（-），CD30（+），CD15（少数+），PAX-5（+），*MUM*-1（+），EB 病毒（EBV）（-）。原位杂交显示，EB 病毒编码的 RNA 1/2（EBER 1/2）（-）。本次活检为穿刺小组织，诊断材料少。结合有限的形态学、免疫表型检测和病史，符合经典霍奇金淋巴瘤累及纵隔（图 10-7）。

➢ 2016-08-24 患者行 CD30 单抗（本妥昔单抗）+DHAP（D，地塞米松；HA，大剂量阿糖胞苷；P，顺铂）方案化疗 3 个周期。

➢ 2016-11-01 PET/CT 显示，疾病缓解（图 10-8）。

➢ 2016-11-24 患者行 CD30 单抗+BEAM（B，卡莫司汀；E，依托泊苷；A，阿糖胞苷；M，美法仑）预处理方案。

➢ 2016-12-01 患者回输自体造血干细胞，CD34 阳性细胞 6.34×10^6/kg。

➢ 2016-12-05 患者出现呕吐、腹泻、上腹部压痛和凝血异常。

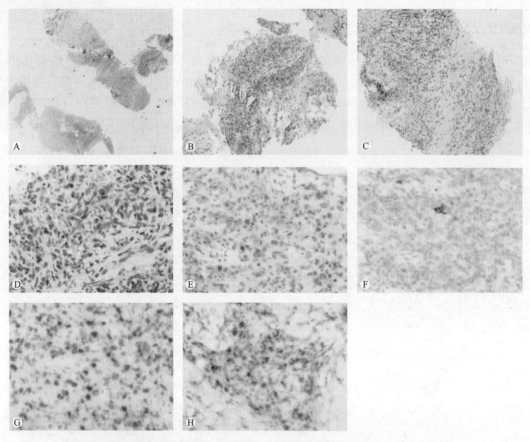

图 10-7 2016-08-17 纵隔肿物穿刺活检

注：A~C. 在纤维、脂肪和骨骼肌组织中见少量增生的淋巴组织；D. 增生的淋巴组织细胞挤压、变形，其中散在少数大细胞；E. CD30（+）；F. CD15（少数+）；G. PAX-5（+）；H. *MUM*-1（+）。

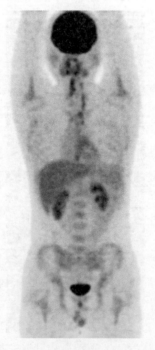

图 10-8 2016-11-01PET/CT

➤ 2016-12-08 患者肝功能出现异常。

➤ 2016-12-10 患者肝损伤进一步加重，伴肝区叩痛、大量腹水和凝血异常。

➤ 2016-12-31 腹部 CT 显示，肝体积进行性缩小，肝内淋巴淤滞，提示肝功能受损（图 10-9）。

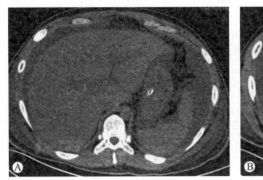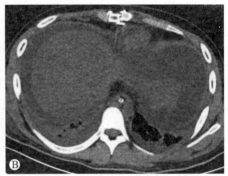

图 10-9　2016-12-31 腹部 CT

注：A、B. 肝体积进行性缩小，肝内淋巴淤滞。

➤ 2017-01-21 腹部 CT 显示，腹水进行性增多，肠系膜肿胀，腹膜炎可能（图 10-10）。

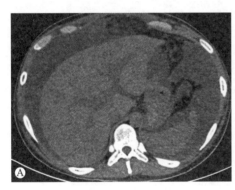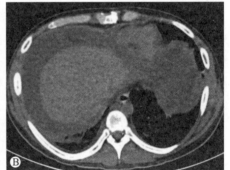

图 10-10　2017-01-21 腹部 CT

注：A、B. 腹水进行性增多。

➤ 2017-01 至 2017-02 患者行保肝、改善微循环、抗感染、利尿、纠正凝血功能、成分输血替代治疗和抗栓治疗。

➤ 2017-02-24 患者病情好转，出院。

【病史及治疗续三】

➤ 2017-04 患者无明显诱因出现发热，体温最高 39 ℃。

➤ 2017-05 患者入院后查体显示，左侧锁骨上窝触及肿大淋巴结，肝肋下 3 cm 可触及。

➤ 2017-05-11 PET/CT 显示，淋巴瘤累及颈部、胸部、腹部淋巴结，双肺，肝，全身多处骨骼，胸 7~9 椎旁及椎管内，为疾病复发，较 2016-11-01 均为新增病灶，淋巴瘤 Deauville 评分 5 分；脾 ^{18}F-FDG 摄取增高，且程度欠均匀，倾向淋巴瘤侵犯（图 10-11）。

➤ 2017-05 患者行 PD-1 抑制剂（纳武单抗，200 mg）化疗第 1 个周期。

➢ 2017-06 至 2018-03 患者行 PD-1 抑制剂化疗第 2~8 个周期。

➢ 2017-12-20 患者行 PD-1 抑制剂化疗 6 个周期后复查 PET/CT。结果显示，前纵隔软组织影[18]F-FDG 摄取增高，考虑胸腺增生；胸骨术后，局部[18]F-FDG 摄取增高，考虑术后改变；右侧第 7 肋、多处椎体骨质异常，前者[18]F-FDG 摄取轻微增高，考虑治疗后改变；其余躯干和脑部未见明显[18]F-FDG 摄取异常征象（图 10-12）。

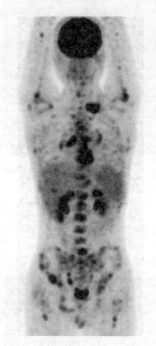

图 10-11　2017-05-11 PET/CT

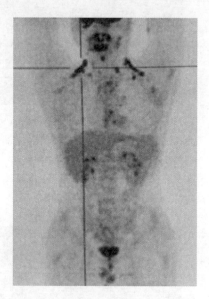

图 10-12　2017-12-20 PET/CT

➢ 2018-03 患者行 PD-1 抑制剂化疗 8 个周期后行每 3 个月 1 次维持治疗。

➢ 2018-03-27 患者将 2015 年手术所取石蜡标本提取 DNA，行二代测序技术检测淋巴瘤基因。结果显示，*SOCS1* 基因 c.374G>A，错义突变，占比为 26.7%；*SOCS1* 基因 c.481_510del，非移码缺失，占比为 61.3%；*ITPKB* 基因 c.276_284del，非移码缺失，占比为 59%；*TP53* 基因 c.844C>T，错义突变，占比为 26%。检测出 *SOCS1*、*ITPKB* 和 *TP53* 基因异常。之后患者于外院定期监测 *SOCS1* 基因的外周血液体活检聚合酶链反应（PCR）残留病灶。

➢ 2018-06-06 患者外院外周血液体活检显示，*SOCS1* 基因 c.374G>A 阴性。

➢ 2019-02-19 患者外院外周血液体活检显示，*SOCS1* 基因 c.374G>A 阴性。

➢ 2019-02-19 PET/CT 显示，双侧扁桃体区和舌尖部双侧缘[18]F-FDG 摄取增高，倾向生理性摄取增强；右侧声带较对侧增厚，[18]F-FDG 摄取稍增高，倾向炎性病变；双侧颈部Ⅰb、Ⅱ区淋巴结显示，[18]F-FDG 摄取不高或稍增高，倾向炎性增生；右下腹部分小肠[18]F-FDG 摄取增高，考虑炎性或生理性摄取；胸 8 椎骨骨密度不均匀，[18]F-FDG 摄取减低，考虑淋巴瘤活性受抑制（图10-13）。

➢ 2019-02-19 PET/CT 显示，未见确切的肿瘤病灶。

➢ 2020-01-04 患者继续行 PD-1 抑制剂维持治疗。

➢ 2020-05-15 患者复诊，情况良好。

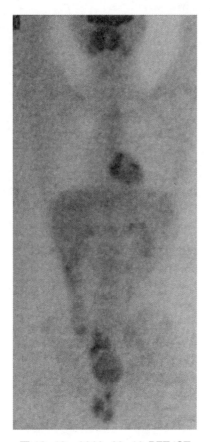

图 10-13　2019-02-19 PET/CT

➢ 2020-05-15 颈部、胸部、腹部增强 CT 显示，疾病缓解。

➢ 2020-07-04 患者继续行 PD-1 抑制剂维持治疗（与上次相差 6 个月，计划延长给药周期为每 6 个月 1 次）。

【本病例小结】

对于经典霍奇金淋巴瘤的治疗，早期患者以 ABVD（A，多柔比星；B，博来霉素；V，长春新碱；D，达卡巴嗪）方案为基础+受累野放疗，区别在于 ABVD 方案的周期数和放疗剂量；进展期患者行 ABVD 方案、BEACOPP（B，博来霉素；E，依托泊苷；A，多柔比星；C，环磷酰胺；O，长春新碱；P，丙卡巴肼；P，泼尼松）方案治疗。有研究显示，BEACOPP 化疗组在无进展生存上优于 ABVD 组，但不良反应高于 ABVD 组，两组在总生存率上并无差异。对于进展期经典霍奇金淋巴瘤患者是否使用放疗作为联合化疗后的巩固治疗手段，目前仍有争议。

一项单臂前瞻性研究纳入 1214 例进展期经典霍奇金淋巴瘤患者，在初诊和 ABVD 方案化疗第 2 个周期结束后行 PET/CT 比较，并根据 PET/CT 结果调整治疗方案，PET/CT 结果阴性者换用 AVD（A，多柔比星；V，长春新碱；D，达卡巴嗪）方案，PET/CT 结果阳性者换用 BEACOPP 方案和剂量递增型 BEACOPP 方案。结果显示，PET/CT 结果阴性者 ABVD 方案的 3 年无进展生存率和总生存率分别为 85.7% 和 97.2%；AVD 方案的 3 年无进展生存率和总生存率分别为 84.4% 和 97.6%；因此认为，后续治疗使用 AVD 方案不劣于 ABVD 方案，且不良反应更轻。而 PET/CT 结果阳性者，3 年无进展生存率和总生存率分别为 67.5% 和 87.8%。

复发/难治性患者可通过自体造血干细胞移植、异体造血干细胞移植、本妥昔单抗、免疫检查点抑制剂（PD-1 抑制剂）、哺乳动物雷帕霉素靶蛋白（mammalian target of rapamycin，mTOR）受体阻滞剂（依维莫司）、组蛋白去乙酰化酶抑制剂（HDACi）、来那度胺、Janus 激酶（JAK）抑制剂和嵌合抗原受体 T 细胞（CAR-T）进行治疗。

参 考 文 献

［1］KENNETH K，MARSHALL AL，JOSEF TP，et al. Williams hematology ［M］. 9th ed. California：McGraw-Hill Education，2016.

［2］JOHNSON P，FEDERICO M，KIRKWOOD A，et al. Adapted treatment guided by interim PET-CT scan in advanced hodgkin's lymphoma ［J］. N Engl J Med，2016，374（25）：2419-2429.

病例11　1例年轻高危弥漫大B细胞淋巴瘤病例分享

吴晓琳　王　续　史　亮

河北医科大学第四医院河北省淋巴瘤诊治中心

【病史及治疗】

➢ 患者，男性，29岁；有慢性乙型病毒性肝炎病史，无特殊个人史和家族史；1年余前出现间断上腹痛，伴反酸、胃灼热、恶心；20余天前再次出现胃痛、排黑便。

➢ 2019-04患者就诊于河北医科大学第四医院。给予患者持续胃肠减压，可见咖啡样胃内容物。查体显示，周身浅表淋巴结未触及；心脏和肺未见异常；腹软，左上腹压痛、反跳痛；脾大，约肋下5 cm可触及，质中，无触痛；双下肢无水肿。

➢ 2019-04胸腹部计算体层成像（CT）显示，胃脾间隙见巨大占位性病变，邻近腹腔内和腹膜后见软组织结节，左上腹见占位性病变，腹膜后、胰周淋巴结增大。

➢ 2019-04电子胃镜显示，胃前壁大弯侧见一大小为0.8 cm×0.8 cm的球形隆起病变，表面糜烂，伴新鲜出血。胃镜咬取活检的病理会诊结果显示，非霍奇金弥漫大B细胞淋巴瘤。

➢ 2019-04患者间断呕血，继续给予持续胃肠减压、禁食水、补液和对症支持治疗。

➢ 2019-04骨髓象显示，混合性贫血伴感染。

➢ 2019-04腹部超声显示，脾大，近脾门处见低回声肿物，大小为15.6 cm×13.0 cm×6.5 cm；腹腔内见异常淋巴结，较大，位于左腹，大小为8.6 cm×7.0 cm×4.4cm；腹腔内见多枚低回声结节，较大者位于腹主动脉旁，大小为3.4 cm×2.4 cm×2.0cm。

➢ 2019-04-19患者胃管可见鲜红色液体，伴间断呕血、便血，且内科治疗无效。

➢ 2019-04-23患者行姑息性近端胃大部+胰体尾+脾+部分横结肠切除（图11-1）。术后病理显示，弥漫大B细胞淋巴瘤（活化B细胞型）。免疫组织化学显示，CD3（−），CD20（+），CD21（−），CD30（−），Ki-67（80%，+）、人B细胞淋巴瘤因子2（Bcl-2）（+），Bcl-6（+），CD10（−），原癌基因（c-MYC）（25%，+），多发性骨髓瘤癌基因-1（MUM-1）（+），CD5（−），CD38（−）（图11-2）。原位杂交显示，B病毒编码的RNA（EBER）（−）。诊断为弥漫大B细胞淋巴瘤（活化B细胞型），ⅣA期，多结外受累（胃、脾、胰腺和结肠）；年龄调整的淋巴瘤国际预后指数（age adjusted international prognostic index，aaIPI）3分；慢性乙型病毒性肝炎。

➢ 2019-04-25二代基因测序（表11-1至表11-3）显示，B2M、MYD88、PIM1基因突变。

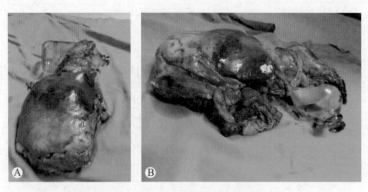

图 11-1　2019-04-23 术中切除组织

注：A. 正面观；B. 侧面观。

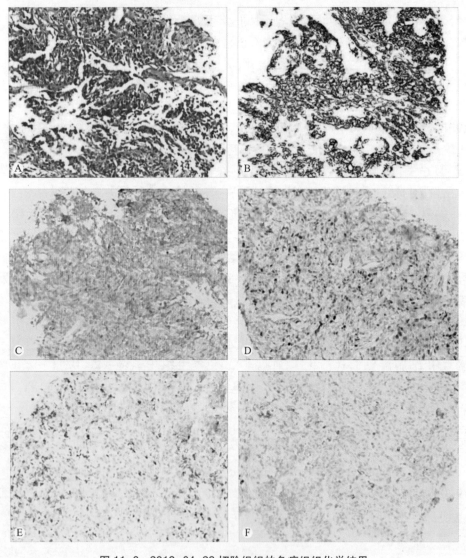

图 11-2　2019-04-23 切除组织的免疫组织化学结果

注：A. 苏木精-伊红（HE）染色×1；B. CD20（+）；C. Bcl-2（+）；D. Bcl-6（+）；E. CD3（-）；F. CD5（-）。

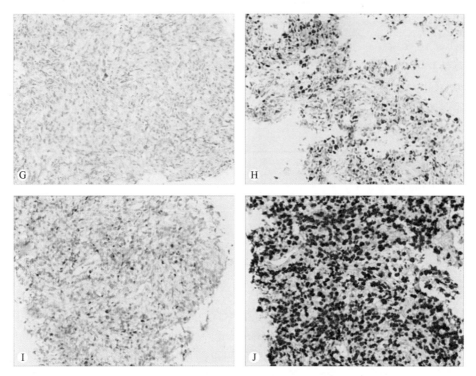

图 11-2　2019-04-23 切除组织的免疫组织化学结果（续图）

注：G. CD10（-）．H. *MUM*-1（+）；I. *c-MYC*（+）；J. Ki-67（80%，+）。

表 11-1　2019-04-25 与疾病类型相关基因突变位点

基因名	检测数据	突变比例	检测结果	意义
B2M	*B2M*：NM_004048：wholegene	30.39%	突变型	约 29% 的弥漫大 B 细胞淋巴瘤含有 *B2M* 基因突变或缺失，检测到基因突变可能有助于鉴别
MYD88	*MYD88*：NM_002468：exon3：c. C656G；n S219C	24.99%	突变型	*MYD88* 基因突变在淋巴浆细胞淋巴瘤中检出较为常见、反复、特异。29% 的 ABC 型弥漫大 B 细胞淋巴瘤存在 *MyD88* 基因突变，而在其他类型的弥漫大 B 细胞淋巴瘤如 GCB 型和伯基特淋巴瘤中极少或没有，可作为鉴别诊断依据

表 11-2　2019-04-25 与疾病预后相关基因突变位点

基因名	检测数据	突变比例	检测结果	意义
B2M	*B2M*：NM_004048：wholegene	30.39%	突变型	该基因突变与经 R-CHOP（R，利妥昔单抗；C，环磷酰胺；H，多柔比星；O，长春新碱；P，泼尼松龙）方案治疗的弥漫大 B 细胞淋巴瘤患者的不良预后有显著相关性

表 11-3　与治疗相关突变位点

基因名	检测数据	突变比例	检测结果	意义
MYD88	*MYD88*：NM_002468：exon3：c. C656G：n S219C	24.99%	突变型	IRAK1/4 抑制剂可能对携带此类突变的淋巴瘤患者有效
*PIM*1	*PIM*1：NM_001243186：exon1：c. G345C：p. K115N	10.79%	突变型	基因突变使氨基酸序列发生改变而导致 PIM1 蛋白高表达；有研究表明，PIM1 高表达与化疗反应性低和总生存期短相关；基因突变可能导致细胞对依鲁替尼耐药

注：IRAK1/4. 白介素受体相关激酶 1/4。

【病史及治疗续一】

➢ 2019-05 患者一线治疗行 R-EPOCH（R，利妥昔单抗，567mg，入院当天；E，依托泊苷 80mg，第 1~4 天；P，泼尼松，100mg，第 1~5 天；O，长春新碱，1 mg，第 1~4 天；C，环磷酰胺 1.2g，第 5 天；H，吡柔比星，16mg，第 1~4 天）方案化疗 4 个周期。

➢ 2019-10 正电子发射体层成像/计算机体层成像（PET/CT）显示，左上腹局部腹膜（残胃吻合口右后方、左侧第 8 肋骨近腋中线部位内侧、左肾中部层面）见 3 枚异常 ^{18}F-氟代脱氧葡萄糖（^{18}F-FDG）高摄取结节影，考虑淋巴瘤腹膜侵犯可能性大（淋巴瘤 Deauville 评分 4 分），3 枚结节影的大小分别为 1.2 cm×0.9cm、1.6 cm×0.8cm 和 1.5 cm×1.0cm，最大标准摄取值（SUV_{max}）分别为 2.6、3.7 和 2.9。疗效评估为不确定的完全缓解（unconfirmed complete remission，uCR）。

➢ 2019-10 患者继续行 R-EPOCH 方案化疗 2 个周期，化疗期间行腰椎穿刺+鞘内注射 1 次，并行高剂量甲氨蝶呤（HD-MTX）治疗 2 次，化疗期间口服恩替卡韦。

➢ 2020-01 患者行自体外周血造血干细胞移植。

【病史及治疗续二】

➢ 2020-04 患者出现左腹压痛、反跳痛，可触及肿物。

➢ 2020-04 腹部 CT 显示，上腹腔内见软组织肿物。

➢ 2020-04 患者行超声引导下腹腔内肿物穿刺活检。术后病理显示，弥漫大 B 细胞淋巴瘤。免疫组织化学显示，CD3（-），CD20（+），CD21（-），CD30（-），Bcl-2（+），Ki-67（70%，+），Bcl-6（+），CD10（-），CD5（-），*c-MYC*（40%，+），CD38（-），细胞周期蛋白 D1（Cyclin D1）（-），*MUM*-1（+），CD19（-），CD22（局灶+）。原位杂交显示，EBER（-）。

➢ 2020-04 穿刺组织流式细胞术检测显示，恶性 B 淋巴细胞占有核细胞的 83.1%，该群细胞表达 CD20，低表达靶点 CD19、CD22。

➢ 2020-06-09 患者行 VP（V，长春新碱；P，泼尼松）方案治疗后症状减轻。

➢ 2020-06-19 患者行 FC（F，氟达拉滨；C，环磷酰胺）预处理方案，并行氟达拉滨（38 mg，第 1~3 天）+环磷酰胺（0.76 g，第 2~3 天）治疗。

➢ 2020-06-24 患者行 CD19-嵌合抗原受体 T 细胞（CAR-T）治疗（表 11-4）。

表 11-4　每微克基因组中 CAR-T DNA 的拷贝数

采集日期	CAR-19	
	外周血（PB）	骨髓（BM）
2020-06-28（第 4 天）	2.17×10^1	—
2020-07-01（第 7 天）	8.24×10^2	—
2020-07-04（第 10 天）	3.12×10^4	—
2020-07-08（第 14 天）	8.29×10^3	—

注：CAR. 嵌合抗原受体；DNA. 脱氧核糖核酸；CAR-19. 以 CD19 为靶点的 CAR-T 治疗。

➤ 2020-07-22 患者回输 CAR-T 后第 28 天，CAR-T DNA 拷贝数为 8.97×10^2。颈部、胸部、腹部 CT 提示疗效评估为 uCR。患者开始使用替雷利珠单抗（200 mg，每 21 天 1 次，连续 6 次）+泽布替尼（160 mg，每天 2 次）治疗。

➤ 2020-06 至 2020-07 患者回输 CAR-T 前、后 CT 对比见图 11-3。

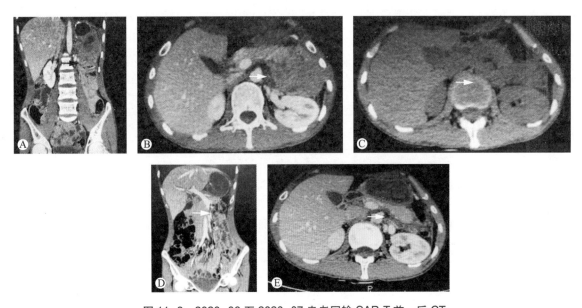

图 11-3　2020-06 至 2020-07 患者回输 CAR-T 前、后 CT

注：A、B. 回输 CAR-T 前，箭头指向肿物；C. 回输后患者腹痛缓解，箭头指向肿物；D、E. 回输 CAR-T 后 28 天。

➤ 2020-09 患者回输 CAR-T 后 2.5 个月，CAR-T DNA 的拷贝数为 7.19×10^1。

➤ 2021-06 患者回输 CAR-T 后 11 个月，CAR-T DNA 的拷贝数为 1.91×10^1。

➤ 2021-07 患者回输 CAR-T 后 12 个月。胸部、腹部 CT 显示，胃、结肠和脾术后改变；肝右叶小囊肿；两肺少许炎症，左肺下叶见肺大疱，左肺下叶见少许条索影（图 11-4）。

【本病例小结】

本例患者为年轻高危弥漫大 B 细胞淋巴瘤患者，经治疗病情缓解，后行自体造血干细胞移植，但短时间内疾病复发并进展，二线治疗行 CD19-CAR-T 联合泽布替尼+替雷利珠单抗治疗，疗效达 CR。目前，本例患者 CAR-T 回输已 16 个月，仍在继续随访。

研究表明，泽布替尼可改善 T 细胞的功能，为其联合 CAR-T 治疗提供了理论基础。T 细胞中，

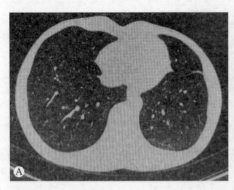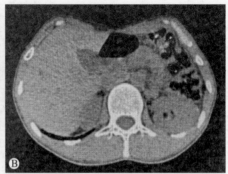

图 11-4　2021-07 胸部、腹部 CT

注：A. 胸部 CT；B. 腹部 CT。

泽布替尼通过增加记忆性 T 细胞、辅助性 T 细胞 1（Th1）和减少程序性死亡（蛋白）-1（PD-1）、细胞毒性 T 淋巴细胞抗原 4（cytotoxic T lymphocyte associated antigen 4，CTLA-4）的数量，从而改善 T 细胞的功能。一项研究表明，泽布替尼单药联合 CAR-T 治疗，可增强 CAR-T 功能。有研究就泽布替尼对 CAR-T 治疗的影响进行评估，结果显示，泽布替尼可增强 CAR-T 功能，促进 CAR-T 植入，且对 CD19-CAR 载体转导和 T 细胞增生无影响。另一项研究证明，CAR-T 治疗联合程序性死亡蛋白配体 1（PD-L1）抑制剂治疗复发/难治性（R/R）弥漫大 B 细胞淋巴瘤，CAR-T 扩增水平高于对照组，75% 的患者达客观缓解，不良反应小。

参 考 文 献

［1］MHIBIK M，WIESTNER A，SUN C. Harnessing the effects of BTKi on T cells for effective immunotherapy against CLL［J］. Int J Mol Sci, 2019, 21（1）：68.

［2］FRAIETTA JA，BECKWITH KA，PATEL PR, et al. Ibrutinib enhances chimeric antigen receptor T-cell engraftment and efficacy in leukemia［J］. Blood, 2016, 127（9）：1117-1127.

病例12 1例原发/难治性胃弥漫大B细胞淋巴瘤病例分享

苏丽萍 赵 瑾 马海霞 田蓉蓉

山西省肿瘤医院血液病诊疗中心
山西省血液肿瘤诊疗中心
山西省淋巴瘤综合诊断与细胞生物治疗重点培育实验室

【病史及治疗】

➢ 患者，男性，50岁，既往体健。

➢ 2020-04 患者无明显诱因出现腹胀，但未重视。

➢ 2020-08 患者出现黑色稀便，每天1~2次，每次约50 ml，伴里急后重，同时口腔出现腥臭味，自行口服"护胃药"，但效果欠佳。

➢ 2020-08-13 患者至医院就诊。查体显示，全身皮肤、黏膜无黄染和出血点，全身浅表淋巴结未触及明显肿大；双肺呼吸音清，未闻及明显干、湿啰音；心率86次/分，心律齐，各瓣膜听诊区未闻及病理性杂音；腹软，无压痛、反跳痛和肌紧张，肝、脾肋下未触及；双下肢无水肿。

➢ 2020-08-13 血常规显示，白细胞 $5.5×10^9$/L，血红蛋白 130 g/L，血小板 $180×10^9$/L。

➢ 2020-08-13 生化全项显示，乳酸脱氢酶（LDH）940 U/L，血清 $β_2$ 微球蛋白（$β_2$-MG）5.02 mg/L，总胆红素（TBIL）39.8 μmol/L，结合胆红素（直接胆红素）12.2 μmol/L，非结合胆红素（间接胆红素）27.6 μmol/L。

➢ 2020-08-13 心脏超声显示，各房室大小正常，左心室收缩功能正常、舒张功能减低，左心室射血分数（left ventricular ejection fraction，LVEF）为 65.1%。

➢ 2020-08-13 肺功能检查未见明显异常。

➢ 2020-08-13 骨髓形态学、骨髓免疫分型、染色体和骨髓活检均未见明显异常。

➢ 2020-08-14 胃镜显示，幽门螺杆菌（Helicobacter pylori，Hp）（++），胃底大弯侧、胃体大弯侧上部和胃体后壁黏膜皱襞消失，胃壁僵硬，见弥漫性结节状隆起、糜烂和溃疡。

➢ 2020-08-14 送检多块胃体黏膜组织，表面见糜烂、坏死，间质见弥漫性较一致淋巴样细胞，中等大小，可见病理性核分裂象，部分细胞挤压变形，形态欠清。免疫组织化学显示，CD3（散在+），CD20（弥漫+），核转录因子 PAX-5（+），Ki-67（约90%，+），CD21（-），CD10（弱+），人B细胞淋巴瘤因子6（Bcl-6）（+），Bcl-2（+），多发性骨髓瘤癌基因-1（*MUM*-1）（-），原癌基因（*c-MYC*）（约70%，+），*p53*（散在+），CD5（少量散在+），CD30（个别+），细胞周期素D1重组蛋白（CCND1）（-），CD23（-）。原位杂交显示，EB病毒编码的 RNA（EBER）（-）。荧光原位杂交（FISH）显示，*c-MYC*、*Bcl-2* 和 *Bcl-6* 基因未见断裂。符合非霍奇金淋巴瘤，倾向弥漫大B细胞淋巴瘤，生发中心型。

➢ 2020-08-21 患者于外院再次行胃镜检查，病理符合非霍奇金淋巴瘤中的弥漫大B细胞淋巴瘤（生发中心型）。

➢ 2020-08-24 正电子发射体层成像/计算机体层成像（PET/CT）显示，右侧腮腺内（0.6 cm×0.5cm）、双侧颈部 Ⅱ~Ⅳ 区（大小为 0.5 cm×0.4 cm 至 1.3 cm×1.0 cm）可见多枚 ^{18}F-氟代脱氧葡萄糖（^{18}F-FDG）摄取增高淋巴结，最大标准摄取值（SUV_{max}）在 3.23~6.55；双侧胸骨旁（直径 1 cm）、后纵隔（2.0 cm×1.0 cm，SUV_{max} 为 25.68）、膈上多发肿大且 ^{8}F-FDG 异常摄取淋巴结；贲门、胃底和胃体见弥漫性明显增厚，最厚约 6.5 cm，明显 ^{18}F-FDG 摄取增高，呈胃型分布，SUV_{max} 为 35.85；大网膜、腹膜广泛增厚，局部形成结节，^{18}F-FDG 摄取增高，SUV_{max} 在 18.19~22.02；小弯侧（SUV_{max} 为 25.88）、肠系膜（SUV_{max} 为 5.79）、下腔静脉周围（SUV_{max} 为 8.63）、双肾血管旁和腹膜后（SUV_{max} 在 20.77~30.39）多发肿大且 ^{18}F-FDG 摄取增高淋巴结，直径在 0.6~2.2 cm，部分融合呈团片影。诊断：①弥漫大 B 细胞淋巴瘤累及贲门、胃底、胃体，广泛腹膜、大网膜，右侧腮腺、双侧颈部 Ⅱ~Ⅳ 区，以及双侧胸骨旁、后纵隔、膈上、小弯侧、肠系膜、下腔静脉周围、双肾血管旁和腹膜后多处淋巴结；②继发性腹水、盆腔积液；③左肺下叶前基底段见点状钙化。

➢ 2020-09-27 胃体标本送北京肿瘤医院会诊。会诊结果显示，符合非霍奇金淋巴瘤中的弥漫大 B 细胞淋巴瘤，生发中心型。

➢ 2020-09-27 综合诊断为非霍奇金淋巴瘤中的弥漫大 B 细胞淋巴瘤，生发中心型，ⅣA 期，卡氏（Karnofsky，KPS）功能状态评分 80 分，年龄调整的淋巴瘤国际预后指数（aaIPI）3 分，美国国家综合癌症网络（NCCN）-IPI 4 分，侵及双侧颈部、胸骨旁、纵隔、腹腔淋巴结，以及胃、右侧腮腺、腹膜和大网膜。

➢ 2020-09 至 2020-10 患者行减量 R-CDOP（R，利妥昔单抗，0.5 g/d，当天；C，环磷酰胺，1.2 g/d，第 1 天；D，脂质体多柔比星，20 mg/d，第 1~2 天；O，长春地辛，2 mg/d，第 1 天；P，泼尼松龙，90 mg/d，第 1~5 天）方案治疗 2 个周期。疗效评估为部分缓解（PR）。

➢ 2020-10 患者行四联疗法后测 Hp（-）。

➢ 2020-10-14 胃肠道 CT 显示，胃周可见一巨大的团块状软组织密度影，较大截面为 16.4 cm×11.6 cm，增强扫描呈不均匀强化，其内可见低密度坏死灶，病灶压迫胃腔导致其变窄，病灶延伸至胃窦部，胰腺和胆囊受压移位；肠系膜区脂肪间隙模糊，且可见小淋巴结影。

➢ 2020-10-14 综合诊断为：①左肺下叶陈旧性改变；②左侧胸腔积液；③胃周见占位病灶，考虑淋巴瘤；④肠系膜见小淋巴结；⑤肝、脾包膜下积液。

➢ 2020-10-22 基因筛查显示，*KMT2D* 基因 exon18 51.30%一级变异，exon3 26.00%一级变异；*TP53* 基因 exon5 55.80%一级变异；*EZH2* 基因 exon16 49.70%一级变异。

【病史及治疗续一】

➢ 2020-11 患者行 R-ECDOP（R，利妥昔单抗，0.7 g/d，当天；E，依托泊苷，0.1 g/d，第 1~4 天；C，环磷酰胺，1.4 g/d，第 1 天；D，脂质体多柔比星，20 mg/d，第 1~3 天；O，长春地辛，4 mg/d，第 1 天；P，泼尼松龙，90 mg/d，第 1~5 天）方案治疗 2 个周期。

➢ 2020-12-02 PET/CT 显示，胃壁和胃周肿物代谢减低；腹膜、肠系膜和大网膜病变大部分消失、部分缓解；淋巴瘤 Deauville 评分 5 分，SUV_{max} 的变化率为 45%；见少量腹水；腰 4~5 椎间盘轻度膨出。疗效评估为疾病稳定（SD）。

➢ 2020-12-18 腹部 CT 显示，胃、脾、胰体尾和部分肠管切除术后，盆腔局部肠管壁增厚，肠腔狭窄，术区吻合口周围积液、积气较前减少；新增左侧胸腔积液；其余未见明显变化。

➢ 2020-12-30 患者出现持续性腹胀、腹痛，体温 37.8 ℃。腹部 X 线片显示，膈下未见游离气体。腹部 CT 显示，胃壁见弥漫性增厚，胃腔出血。全胃+胰体尾+脾+部分结肠+部分小肠切除术后病理显示，弥漫大 B 细胞淋巴瘤，生发中心型。免疫组织化学显示，CD3（－），CD5（－），CD30（－），CD20（＋），CD10（＋），MUM-1（－），Bcl-6（约 40%，＋），c-MYC（约 10%，＋），Bcl-2（约 90%，＋），Ki-67（约 60%，＋），p53（约 70%，强，＋）。遂采取胃肠减压、抑酸、止血和抗感染等治疗。治疗后患者血红蛋白下降（由 126 g/L 下降至 90 g/L），胃肠减压出血性胃内容物约 75 ml，预计失血量 1500~2000 ml，不确定出血为上消化道出血还是瘤体出血。

> 2020-12-30 患者急诊行全胃+胰体尾+脾+部分结肠+部分小肠切除，术后给予抗感染和营养支持治疗。

> 2021-01 术后腹部 CT 显示，胃、脾未见，残余胰腺结构欠清；腹腔肠系膜间隙和腹膜后多发大小不等的淋巴结，较大者短径约 4.6 cm，边界欠清，局部腹膜后淋巴结与残余胰腺分界不清。与 2020-12-18 腹部 CT 比较，腹腔实性病变范围增大，腹膜后淋巴结增大部分累及左侧肾周筋膜，左侧髂区淋巴结增大，腹水量增加；新发左侧胸腔积液伴左肺下叶膨胀不全，右侧胸膜较前略增厚。

【病史及治疗续二】

> 2021-01 患者术后行 R-GEMOX（R，利妥昔单抗，0.7 g/d，当天；GEM，吉西他滨，1.8 g/d，第 1、8 天；OX，奥沙利铂，60 mg/d，第 1~3 天）方案治疗 1 个周期。治疗后患者腰部疼痛短暂缓解。

> 2021-01-29 PET/CT 显示，双侧胸膜腔内可见积液影，左侧较深，约 1.5 cm。左肺底胸膜处可见钙化结节影。双侧心膈角可见多发代谢增高结节影，右侧较大，大小为 1.5 cm×1.0 cm，SUV_{max} 为 8.03。右侧内乳动脉区见代谢增高结节灶，SUV_{max} 为 4.29，最大横截面为 2.0 cm×1.1 cm；左侧内乳区见结节状代谢增高灶，SUV_{max} 为 1.71，最大横截面为 1.3 cm×0.9 cm。后下纵隔、食管周围和中上腹腔可见弥漫性病变，中上腹腔腹膜（肝周近中线层面和左上腹腔腹膜较著）和左肾周筋膜见弥漫性不规则结节状增厚且代谢异常增高。胸下段食管欠通畅，下段食管旁、腹腔肠管吻合口周围、残留十二指肠和胰头周围脂肪间隙不清，密度增高，可见弥漫性片状不规则软组织影包绕，代谢异常增高，SUV_{max} 为 27.10，病变最大层面为 13.3 cm×8.9 cm。中下腹腔肠系膜浑浊，密度增高，可见多发增大且代谢异常增高淋巴结，较大者大小为 2.0 cm×1.7 cm，SUV_{max} 为 16.82。右中下腹膜可见 2 处不规则肿物影，一处累及右侧腹壁软组织，大小为 6.5 cm×6.1 cm，SUV_{max} 为 19.53；另一处位于回盲部并与其关系紧密，最大横截面为 4.7 cm×3.9 cm，SUV_{max} 为 21.60。腹盆腔还可见多发结节状增厚且代谢增高灶，SUV_{max} 为 16.08，右侧盆壁累及范围最大，为 2.1 cm×1.3 cm；腹盆腔间隙可见积液影，盆腔较著，最深约 8.2 cm。左肾上腺区不清，可见不规则肿物影，最大横截面为 4.9 cm×5.4 cm，且代谢异常增高。腹膜后可见多发增大淋巴结，其中胰头后下方、下腔静脉前方 2 枚结节代谢异常增高，SUV_{max} 为 8.04，较大者大小为 1.3 cm×1.2 cm。扫描范围内部分椎体边缘可见骨赘影，全身骨髓代谢弥漫性增高，SUV_{max} 为 3.51。淋巴瘤 Deamville 评分 5 分，疗效评估为疾病进展（PD）。

【病史及治疗续三】

> 2021-02 患者行泽布替尼（160 mg，每天 2 次）+泊洛妥珠（140 mg/d，当天）+利妥昔单抗（0.7 g/d，当天）+苯达莫司汀（150mg/d，第 1~2 天）方案治疗 1 个周期。

> 2021-02 患者治疗后仍腰部疼痛伴吞咽困难，病情进展迅速，北京某医院给予嵌合抗原受体 T 细胞（CAR-T）治疗无效。

【本病例小结】

多年来，手术在原发性胃弥漫大 B 细胞淋巴瘤的诊断、分期和治疗中发挥重要作用。手术的目的逐渐从治愈疾病转变为分期和姑息治疗。手术切除曾对胃弥漫大 B 细胞淋巴瘤的诊断至关重要，但已被内镜取代，而多次胃黏膜活检可进行准确的组织病理诊断。PET/CT 对于确定胃弥漫大 B 细胞淋巴瘤的解剖侵犯范围非常重要，可起到减少手术作为分期手段的作用。目前，对于胃弥漫大 B 细胞淋巴瘤，仅化疗或序贯放疗的疗效与手术切除相似或更好，且化疗比手术耐受性好，可避免患者出现胃肠道功能障碍、营养不良、倾倒综合征和生活质量恶化。此外，接受手术治疗的患者晚期毒性反应更加频繁和严重，可引发更多的致命并发症。

土耳其在 2002-04 至 2011-12 对 8 家癌症中心的 146 例原发性胃弥漫大 B 细胞淋巴瘤患者进行回顾性分析，发现手术无法改善原发性胃弥漫大 B 细胞淋巴瘤患者的生存期。

一项研究纳入了 SEER 数据库 1983—2012 年诊断为胃弥漫大 B 细胞淋巴瘤的 5814 例患者。结果显示，利妥昔单抗降低了胃弥漫大 B 细胞淋巴瘤患者的手术率且不升高早期死亡率。

难治性弥漫大 B 细胞淋巴瘤患者的预后极差，挽救治疗的缓解率仅 26%，完全缓解率仅 7%，总生存期为 6.3 个月，可供选择的治疗方案有限，存在大量未被满足的治疗需求，临床亟需新药出现以改善挽救治疗的有效率。

中国 REALTREND 研究的结果表明，难治性弥漫大 B 细胞淋巴瘤患者包括对免疫治疗和化疗无效及造血干细胞移植后 12 个月内复发的患者，中位生存期仅 5.9 个月，2 年总生存率仅 16%。

一项多中心真实世界研究共纳入 20 例弥漫大 B 细胞淋巴瘤患者，其中 80% 为复发/难治性患者。结果显示，行泊洛妥珠+利妥昔单抗+苯达莫司汀方案治疗患者的客观缓解率（CR+PR）为 80%，疾病控制率（CR+PR+SD）为 90%。

利妥昔单抗前时代巩固放疗显著降低了早期原发性胃弥漫大 B 细胞淋巴瘤患者的局部复发。一项意大利回顾性研究评估了利妥昔单抗联合 CHOP（C，环磷酰胺；H，多柔比星；O，长春新碱；P，泼尼松龙）方案化疗对 60 例原发性胃弥漫大 B 细胞淋巴瘤患者的疗效。结果显示，利妥昔单抗联合化疗显著提高了原发性胃弥漫大 B 细胞淋巴瘤患者的 CR 率。

一项纳入 71 例原发性胃弥漫大 B 细胞淋巴瘤患者的回顾性队列研究显示，所有患者在接受至少 4 个周期化疗（含或不包含利妥昔单抗）后完全缓解；≥4 个周期化疗后完全缓解的患者巩固放疗与早期原发性胃弥漫大 B 细胞淋巴瘤患者的局部控制改善有关，而对整体存活率、无病生存率和无远处转移生存率无显著改善。

目前，在 R-CHOP 方案的基础上进一步提高弥漫大 B 细胞淋巴瘤的治愈率存在较大瓶颈，包括复发/难治性胃肠弥漫大 B 细胞淋巴瘤该如何选择治疗方案？是否该进行手术治疗？手术治疗的时机是什么？利妥昔单抗时代，胃肠弥漫大 B 细胞淋巴瘤巩固放疗的价值有哪些？未来均需要进一步探索。

参 考 文 献

[1] CUCCURULLO R, GOVI S, FERRERI AJ. De-escalating therapy in gastric aggressive lymphoma ［J］. World J Gastroenterol, 2014, 20（27）：8993-8997.

[2] PENG JC, ZHONG L, RAN ZH. Primary lymphomas in the gastrointestinal tract ［J］. J Dig Dis, 2015, 16（4）：169-176.

[3] MEHMET K, SENER C, UYETURK U, et al. Treatment modalities in primary gastric lymphoma：the effect of rituximab and surgical treatment. A study by the Anatolian Society of Medical Oncology ［J］. Contemp Oncol（Pozn），

2014, 18 (4): 273-278.

[4] PROUET P, GIRI S, WIEDOWER E, et al. Addition of rituximab to chemotherapy reduced the rate of surgery for gastric-DLBCL without increasing early mortality [J]. Anticancer Res, 2017, 37 (2): 813-817.

[5] WANG S, WANG L, HU J, et al. Outcomes in refractory diffuse large B-cell lymphoma: results from a multicenter real-world study in China [J]. Cancer Commun (Lond), 2021, 41 (3): 229-239.

[6] MARTINELLI G, GIGLI F, CALABRESE L, et al. Early stage gastric diffuse large B-cell lymphomas: results of a randomized trial comparing chemotherapy alone versus chemotherapy + involved field radiotherapy. (IELSG 4) [J]. Leuk Lymphoma, 2009, 50 (6): 925-931.

[7] LEOPARDO D, DI LORENZO G, DE RENZO A, et al. Efficacy of rituximab in gastric diffuse large B cell lymphoma patients [J]. World J Gastroenterol, 2010, 16 (20): 2526-2530.

[8] ZHANG J, LI G, YANG H, et al. Rituximab in treatment of primary gastric diffuse large B-cell lymphoma [J]. Leuk Lymphoma, 2012, 53 (11): 2175-2181.

病例 13　1 例复发/难治性弥漫大 B 细胞淋巴瘤病例分享

雷　博　张王刚　张　扬　何爱丽　刘　捷　郭　睿

西安交通大学第二附属医院

【病史及治疗】

➢ 患者，女性，27 岁，既往无特殊史。

➢ 2020-10-12 患者无明显诱因出现中下腹疼痛，伴恶心、呕吐，进食后加重，遂至医院就诊。

➢ 2020-10-13 腹部彩超显示，腹膜后多发肿大淋巴结，右下腹见较大实性包块，考虑腹膜后融合肿大淋巴结可能性大。

➢ 2020-10-18 腹部增强计算体层成像（CT）显示，腹膜后和腹盆腔肠系膜多发肿物，较大者大小为 5.8 cm×3.3 cm。

➢ 2020-10-19 患者行腹腔肿物穿刺活检。病理显示，弥漫大 B 细胞淋巴瘤。免疫组织化学显示，细胞角蛋白（CK）（−），波形蛋白（Vim）（+），淋巴细胞共同抗原（LCA）（+），CD20（+），细胞抗原受体复合体相关蛋白 a 链（CD79a）（−），核转录因子 PAX-5（+），CD3（散在+），CD5（−），人 B 细胞淋巴瘤因子 6（Bcl-6）（+），多发性骨髓瘤癌基因-1（MUM-1）（+），CD10（+），原癌基因（c-MYC）（散在+），Bcl-2（+），细胞周期蛋白 D1（Cyclin D1）（−），CD30（−），间变淋巴瘤激酶（ALK）（−），Ki-67（40%，+）。

➢ 2020-10 患者行 R-CHOP（R，利妥昔单抗；C，环磷酰胺；H，多柔比星；O，长春新碱；P，泼尼松龙）方案治疗 2 个周期。

➢ 2020-11-04 荧光原位杂交（FISH）显示，MYC、Bcl-2、Bcl-6 断裂均阴性。

➢ 2020-11-04 淋巴瘤相关基因突变检测显示，$TP53$ 基因突变频率为 55.4%，$CD58$ 基因突变频率为 48.4%。

➢ 2020-11-04 骨髓检查未见明显异常。

➢ 2020-11-04 综合诊断为弥漫大 B 细胞淋巴瘤［生发中心型，ⅢB 期；$TP53$ 基因突变（+）；年龄调整的淋巴瘤国际预后指数（aaIPI）2 分，中高危；修订淋巴瘤国际预后指数（The revised International Prognostic Index, R-IPI）3 分，提示预后不良；美国国家综合癌症网络（NCCN）-淋巴瘤国际预后评分（IPI）4 分，中高危］。

➢ 2020-11-18 腹部 CT 显示，疗效评估为部分缓解（PR）（图 13-1A）。

➢ 2020-12 患者行 R-CHOPE（R，利妥昔单抗；C，环磷酰胺；H，多柔比星；O，长春新碱；P，泼尼松龙；E，依托泊苷）方案治疗 2 个周期。

➢ 2021-01-27 腹部 CT 显示，疗效评估为 PR（图 13-1B）。

➢ 2021-02 患者行 R2-CHOP-E（R2，利妥昔单抗+来那度胺；C，环磷酰胺；H，多柔比星；

O，长春新碱；P，泼尼松龙；E，依托泊苷）方案治疗2个周期。

➢ 2021-03-01 腹部 CT 显示，疗效评估为 PR（图 13-1C）。

➢ 2021-05 患者在 BEAC（B，卡莫司汀；E，依托泊苷；A，阿糖胞苷；C，环磷酰胺）预处理方案后行自体造血干细胞移植。

➢ 2021-05-25 腹部 CT 显示，疗效评估为 PR（图 13-1D）。

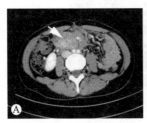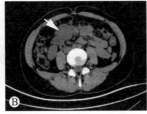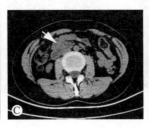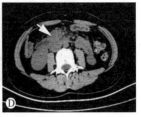

图 13-1　2020-11-18、2021-01-27、2021-03-01、2021-05-25 腹部 CT

注：A. 2020-11-18 腹部 CT，箭头指向腹腔包块；B. 2021-01-27 腹部 CT，箭头指向腹腔包块；C. 2021-03-01 腹部 CT，箭头指向腹腔包块；D. 2021-05-25 腹部 CT，箭头指向腹腔包块。

【病史及治疗续一】

➢ 2021-06-20 患者再次出现腹痛，疾病进展（PD）。

➢ 2021-06-21 腹部增强 CT 显示，腹膜后、肠系膜周围和盆腔多发肿大淋巴结，病变数量和范围较前均增大。

➢ 2021-06-21 正电子发射体层成像/计算机体层成像（PET/CT）显示，锁骨上窝、纵隔食管旁、腹腔、腹膜后多发肿大淋巴结，部分融合成团块状，核素异常高密度，考虑淋巴瘤侵袭上述部位，肿瘤细胞活性仍高（图 13-2）。

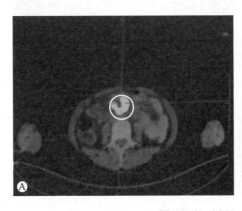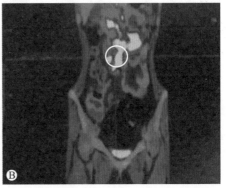

图 13-2　2021-06-21PET/CT

注：A. 横截面，圈内为病灶；B. 全身，圈内为病灶。

➢ 2021-06-21 患者行布鲁顿酪氨酸激酶（Bruton tyrosine kinase，BTK）抑制剂+利妥昔单抗+DAED（D，多柔比星；A，阿糖胞苷；E，依托泊苷；D，地塞米松）方案治疗1个周期。

➢ 2021-06-30 腹部 CT 显示，疗效评估为疾病进展（PD）（图 13-3A）。

➢ 2021-07-10 患者行地西他滨（Dec）+组蛋白去乙酰化酶抑制剂（histone deacetylase inhibitor，HDACi）+利妥昔单抗+DAED 方案治疗1个周期，治疗后患者仍存在剧烈腹痛。

➢ 2021-07-20 腹部 CT 显示，疗效评估为 PD（图 13-3B）。

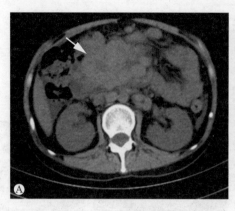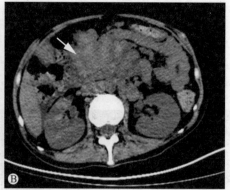

图 13-3 2021-06-30、2021-07-20 腹部 CT

注：A. 2021-06-30 腹部 CT，箭头指向腹腔包块；B. 2021-07-20 腹部 CT，箭头指向腹腔包块。

➢ 2021-07-31 患者行核输出蛋白（XPO1）抑制剂+BTK 抑制剂+PD-1 单抗+Bcl-2 抑制剂方案治疗 1 个周期，治疗后患者腹痛减轻。

➢ 2021-08-11 腹部 CT 显示，疗效评估为疾病稳定（SD）（图 13-4A）。

➢ 2021-08-20 患者继续行 XPO1 抑制剂+BTK 抑制剂+PD-1 单抗+Bcl-2 抑制剂方案治疗 1 个周期。

➢ 2021-08-31 腹部 CT 显示，疗效评估为疾病稳定（SD）（图 13-4B）。

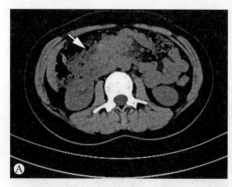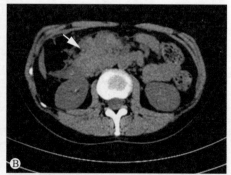

图 13-4 2021-08-11、2021-08-31 腹部 CT

注：A. 2021-08-11 腹部 CT，箭头指向腹腔包块；B. 2021-08-31 腹部 CT，箭头指向腹腔包块。

【病史及治疗续二】

➢ 2021-09-10 腹部增强 CT 显示，腹腔多发肿物，胰头受累，大量腹水，梗阻性黄疸，疗效评估为 PD（图 13-5）。

➢ 2021-09-15 腹水病理显示，有核细胞以淋巴细胞为主，占 80%，可见异常细胞。腹水流式细胞术检测显示，检测到 5.66% 异常表型单克隆 B 淋巴细胞，表达 CD19、Bcl-2，不表达 CD10、CD5 和 CD20（图 13-6）。

➢ 2021-09-15 患者被诊断为淋巴瘤腹腔浸润，行腹腔顺铂和血管内皮抑制素灌注，但腹水无减少。

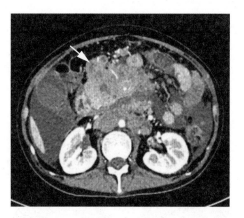

图 13-5 2021-09-10 腹部增强 CT

注：箭头指向腹腔包块。

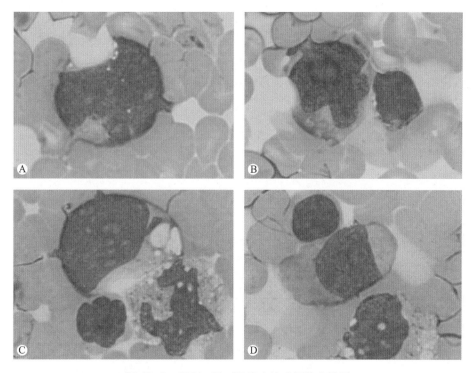

图 13-6 2021-09-15 腹水流式细胞术检测

注：A~D. 不同视野下腹水细胞中均可见淋巴瘤细胞。

➤ 2021-09-25 患者行贝林妥欧单抗联合 PD-1 单抗方案治疗 1 个周期。剂量爬坡至 28 μg/d 期间患者出现发热、心动过速、恶心和呕吐，考虑为 1 级细胞因子释放综合征（cytokine release syndrome，CRS）反应，给予对症治疗后好转。

➤ 2021-10-14 腹部 B 超显示，腹水减少，遂拔除引流管，但腹腔包块较前无缩小。

【病史及治疗续三】

➢ 2021-10-20 腹部 CT 显示，腹腔、腹膜后多发肿物，胰头受累范围较前增大，肝内外胆管扩张，胆汁淤积，疾病再次进展（图 13-7）。

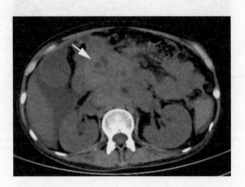

图 13-7　2021-10-20 腹部 CT
注：箭头指向腹腔包块。

➢ 2020-10-14 至 2021-10-31 回顾患者的治疗历程，可用乳酸脱氢酶（LDH）水平间接反映患者的肿瘤负荷水平，治疗过程中出现了 4 个高峰和 3 个阶段（图 13-8），虽然经过一系列治疗，但仍不能有效阻止患者疾病复发。下一步治疗需要进一步讨论。

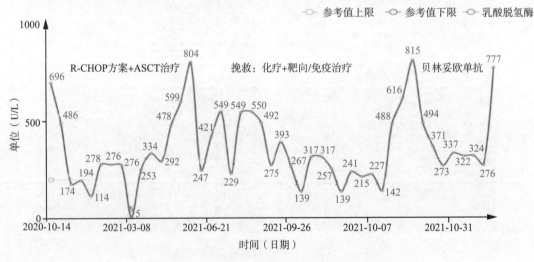

图 13-8　2020-12-14 至 2021-10-31LDH 变化
注：ASCT. 自体造血干细胞移植。

【本病例小结】

当弥漫大 B 细胞淋巴瘤患者一线化疗+自体造血干细胞移植失败后，后续治疗方案该如何选择？研究发现，*XPO1* 基因高表达和过度核输出是肿瘤发展的机制之一，并与耐药有关。有研究显示，88%的弥漫大 B 细胞淋巴瘤患者高表达 *XPO1* 基因（>30%），且化疗后复发/难治性患者100%高表达 *XPO1* 基因。提示 *XPO1* 基因高表达（>30%）预示着更低的总体存率和无进展生存率。

选择性核输出蛋白抑制剂塞利尼索可使抑癌蛋白（p53）激活、致癌蛋白失活，从而激活糖皮质激素受体（glucocorticoid receptor，GR）通路。基于 SADAL 研究的结果，塞利尼索可用于治疗既往接受过至少二线治疗的复发/难治性弥漫大 B 细胞淋巴瘤（包括移植后进展）患者，客观缓解率为 28%（生发中心型患者为 34%），完全缓解（CR）率为 12%。

随着对弥漫大 B 细胞淋巴瘤诊疗水平的不断提高和单克隆抗体的问世，50%～60%的患者经 R-CHOP 方案治疗可获得临床治愈，但仍有 40%的患者无效或复发，*TP53* 基因突变是治疗失败的主要原因之一。根据弥漫大 B 细胞淋巴瘤新的基因分型，R-CHOP+X 方案可使更多患者通过一线治疗达到治愈，减少复发。对于如何走出复发/难治性弥漫大 B 细胞淋巴瘤挽救治疗的困境，需要临床医师更深入认识其生物学特性并开展综合治疗。对于高危患者，嵌合抗原受体 T 细胞（CAR-T）治疗前移或与造血干细胞移植联合等是未来需要探索的方向。

参 考 文 献

[1] WRIGHT GW, HUANG DW, PHELAN JD, et al. A probabilistic classification tool for genetic subtypes of diffuse large b cell lymphoma with therapeutic implications [J]. Cancer Cell, 2020, 37 (4): 551-568.

[2] MOR A, WHITE MA, FONTOURA BM. Nuclear trafficking in health and disease [J]. Curr Opin Cell Biol, 2014, 28: 28-35.

[3] DENG M, ZHANG M, XU-MONETTE ZY, et al. XPO1 expression worsens the prognosis of unfavorable DLBCL that can be effectively targeted by selinexor in the absence of mutant p53 [J]. J Hematol Oncol, 2020, 13 (1): 148.

[4] KALAKONDA N, MAEREVOET M, CAVALLO F, et al. Selinexor in patients with relapsed or refractory diffuse large B-cell lymphoma (SADAL): a single-arm, multinational, multicentre, open-label, phase 2 trial [J]. Lancet Haematol, 2020, 7 (7): e511-e522.

病例 14　1例套细胞淋巴瘤病例分享

刘　澎　魏　征　张怡安　易　勇　王宣传　葛晓雯　张一秋

复旦大学附属中山医院

【病史及治疗】

➢ 患者，男性，64 岁。2017 年，患者无意中触及右侧大腿根部一肿物，直径约 4 cm，无压痛，不能活动，且伴全身皮肤瘙痒、斑丘疹，遂至当地某皮肤病医院就诊，诊断为"皮炎"，给予"止痒、抗过敏"等对症治疗，未处理右侧大腿根部肿物。患者自诉治疗后皮肤瘙痒好转，但肿物逐渐增大。2019 年开始，患者右侧大腿根部肿物迅速增大，直径约 10 cm，边界清，活动度好，无压痛、红肿、瘙痒和破溃等，质软，无波动感。

➢ 2020-07-02 患者至某医院就诊。

➢ 2020-07-02 血常规显示，未见明显异常。D-二聚体 312 mg/L。

➢ 2020-07-06 B 超显示，右侧大腿根部和腹股沟区多发肿大淋巴结，经外周静脉超声造影后呈整体高增强灌注，血液系统来源可能性大。

➢ 2020-07-06 患者行超声引导下粗针穿刺活检。病理显示，B 细胞淋巴瘤（右侧大腿根部肿物）；结合免疫组织化学 ［CD3（+），CD20（+），CD10（-），CD5（部分弱+），细胞周期蛋白 D1（Cyclin D1）（+），CD21（-），Ki-67（+），人 B 细胞淋巴瘤因子 2（Bcl-2）（+），Bcl-6（-），多发性骨髓瘤癌基因-1（MUM-1）（+），CD23（少量+），鼠双微体基因（MDM2）（+）］，符合套细胞淋巴瘤。

➢ 2020-07-08 胸部计算体层成像（CT）显示，两肺见数个小肺大疱，主动脉和冠状动脉钙化，两侧腋窝淋巴结肿大。

➢ 2020-07-08 腹盆部 CT 显示，双侧腹股沟区、右侧大腿根部和髂动脉走行区多发占位，淋巴瘤可能性大。

➢ 2020-07-08 下肢磁共振成像（MRI）显示，双侧腹股沟区、大腿根部前缘皮下和髂血管周围多发肿大淋巴结，右侧大腿根部病灶较大，淋巴瘤可能性大。

➢ 2020-07-08 心脏超声显示，左心室射血分数（LVEF）为 61%，静息状态下未见明显异常。

【病史及治疗续一】

➢ 2020-07-14 患者至复旦大学附属中山医院就诊。其高血压病史 15 年，目前口服"复方利血平氨苯蝶啶"治疗，自诉血压控制尚可；高胆固醇血症病史 8 年，目前口服"依折麦布"治疗；糖尿病病史 2 年，目前口服"格列喹酮"治疗。2016 年，患者曾发作腔隙性脑梗死，之后长期口服"阿司匹林"治疗。患者对他汀类药物和血栓通（田七人参注射液）过敏。患者前几天在外院行肠镜下结直肠多发息肉切除术+内镜下黏膜切除术+高频电凝电切术+氩离子热凝固术治疗（息肉病理结果不详）。

➢ 2020-07-14 查体显示，体温 36.2 ℃，脉搏 100 次/分，呼吸 20 次/分，血压 138/91 mmHg；神志清晰，精神尚可，呼吸平稳，营养中等，表情自如，发育正常，自主体位，应答流畅；全身皮肤无黄染，无肝掌、蜘蛛痣；右侧大腿根部触及肿大淋巴结，直径约 10 cm，质软，无压痛、触痛，无波动感，边界清，活动度较好；头颅无畸形，巩膜无黄染，眼球无突出，瞳孔等大、等圆，对光反射灵敏；听力正常，外耳道无分泌物，耳郭、乳突无压痛；鼻中隔无偏曲，鼻翼无扇动，鼻窦区无压痛；口唇红润、有光泽，口腔无特殊气味，伸舌居中，扁桃体无肿大，腮腺正常；颈软，气管居中，甲状腺未触及肿大；胸廓无畸形，双肺叩诊清音，听诊呼吸音清；心前区无隆起，心界不大，心率 100 次/分，心律齐；腹部平软，肝、脾肋下未触及，肝、肾区无叩击痛，肠鸣音4 次/分；肛门和生殖器未检；四肢、脊柱无畸形，活动自如；神经系统检查（-）。

➢ 2020-07-14 综合诊断为：①套细胞淋巴瘤；②肾占位（性质待定，肾癌可能）；③高血压；④高胆固醇血症；⑤2 型糖尿病；⑥腔隙性脑梗死；⑦多发性结直肠息肉（术后）；⑧内痔。

➢ 2020-07-15 腹部平扫+增强 CT 显示，肝左外叶占位（浸润可能性大），肝小囊肿；左肾占位，右肾见小斑片样弱强化影；右侧髂血管旁多发肿大淋巴结，肝门部和腹膜后多发稍大淋巴结；胆囊腺肌症可能，胆囊结石。

➢ 2020-07-15 血常规显示，无三系细胞（粒细胞、红细胞、巨核细胞）降低；嗜酸性粒细胞升高，占 15%，绝对值为 $1.2×10^9/L$；免疫球蛋白 E（IgE）843 U/ml。

➢ 2020-07-15 乙肝表面抗原、乙肝表面抗体、乙肝 e 抗原、乙肝 e 抗体和乙肝核心抗体均呈阴性。

➢ 2020-07-15 肿瘤标志物显示，甲胎蛋白（alpha fetoprotein，AFP）、癌胚抗原（carcinoembryonic antigen，CEA）、糖类抗原 19-9（carbohydrate antigen 19-9，CA19-9）、癌抗原 12-5（cancer antiger 12-5，CA12-5）、癌抗原 15-3（carcer antiger 15-3，CA15-3）、糖类抗原 72-4（carbohydrate antigen 72-4，CA72-4）和神经元特异性烯醇化酶（neuron-specific enolase，NSE）等均正常。

➢ 2020-07-15 正电子发射体层成像/计算机体层成像（PET/CT）显示，四肢皮肤、皮下软组织见多处局限性增厚伴 ^{18}F-氟代脱氧葡萄糖（^{18}F-FDG）摄取增高，最大标准摄取值（SUV$_{max}$）约为 4.3。双侧枕后、腮腺内、颈部和锁骨区多发 ^{18}F-FDG 摄取异常增高淋巴结，较大者大小为 1.3 cm×0.6 cm，SUV$_{max}$ 为 10.2（图 14-1）。双侧腋窝、双上肢见 ^{18}F-FDG 摄取异常增高淋巴结，较大者大小为 2.3 cm×1.0 cm，SUV$_{max}$ 为 14.4（图 14-2）。肝左外叶见 ^{18}F-FDG 摄取异常增高低密度灶，大小为 2.4 cm×2.2 cm，早期相和 1.5 小时延迟相的 SUV$_{max}$ 分别为 11.8 和 12.9；肝内、外胆管均无扩张；左肾中部见结节状突起，大小为 2.5 cm×1.9 cm，早期相和延迟相 SUV$_{max}$ 分别为 2.4 和 2.2；肝门部、胰头旁和腹膜后见 ^{18}F-FDG 摄取异常增高淋巴结，较大者大小为 1.3 cm×0.9 cm，SUV$_{max}$ 为 5.1；双侧髂血管旁、盆壁见 ^{18}F-FDG 摄取异常增高淋巴结，较大者大小为 4.1 cm×2.9 cm，SUV$_{max}$ 为 8.6；双侧腹股沟见 ^{18}F-FDG 摄取异常增高淋巴结，较大者大小为 5.2 cm×2.8 cm，SUV$_{max}$ 为 8.1；胆囊结石；胃壁、肠道内见显像剂生理性分布；腹腔未见明显腹水（图 14-3）。综合诊断：①淋巴瘤累及全身多处（双侧枕后、腮腺内、颈部、锁骨区、腋窝、上肢、腹盆腔、腹膜后和双侧腹股沟）淋巴结；②淋巴瘤累及肝左叶；③四肢皮肤、皮下软组织受累不除外；④左肾占位，原发性转移性肿瘤不除外；⑤胆囊结石；⑥双侧肺气肿，右肺见陈旧性病灶。

➢ 2020-07-15 骨髓活检显示，后髂骨未见 B 细胞淋巴瘤累及骨髓（图 14-4）。

➢ 2020-07-17 外院组织切片的免疫组织化学显示，Ki-67（10%），MDM2（-），Cyclin D1（较弥漫+++），CD3（散在淋巴细胞+），Bcl-2（部分+），CD20（弥漫+++），CD21（-），CD10（-），MUM-1（散在少量+），Bcl-6（-），CD23（滤泡树突状细胞+），CD5（少部分弱+）。

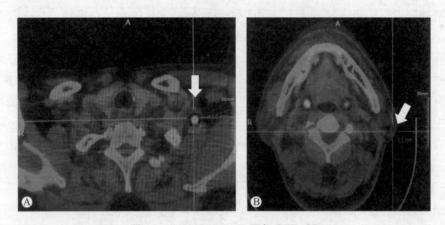

图 14-1　2020-07-15 颈部 PET/CT

注：A、B.箭头指向双侧枕后、腮腺内、颈部和锁骨区多发[18]F-FDG 摄取异常增高淋巴结。

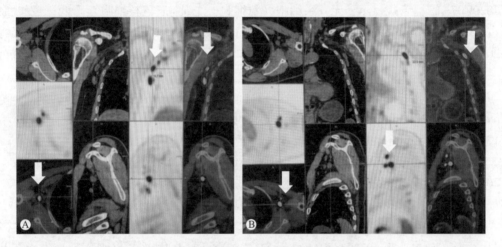

图 14-2　2020-07-15 胸部 PET/CT 检查

注：A、B.箭头指向双侧腋窝、双上肢[18]F-FDG 摄取异常增高淋巴结。

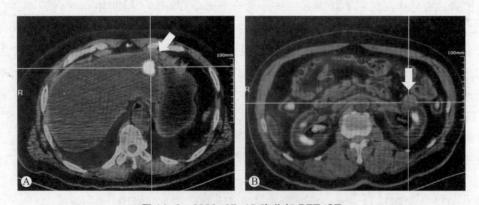

图 14-3　2020-07-15 腹盆部 PET/CT

注：A.箭头指向肝左外叶[18]F-FDG 摄取异常增高低密度灶；B.左肾中部结节状突起。

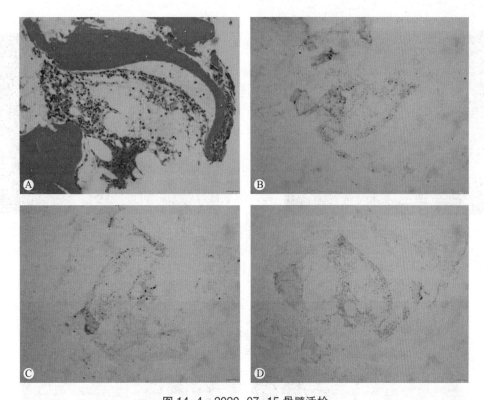

图 14-4　2020-07-15 骨髓活检

注：A. 苏木精-伊红（HE）染色；B. CD20；C. CD79a；D. Cyclin D1。

原位杂交显示，EB 病毒编码的 RNA（EBER）（-）。

> 2020-07-17 复旦大学附属中山医院免疫组织化学显示，CD5（少量细胞+），Cyclin D1（较弥漫++）。荧光原位杂交（FISH）显示，细胞周期 D1 重组蛋白（CCND1）70%。诊断为套细胞淋巴瘤，Ⅳ期，A 组，套细胞淋巴瘤国际预后指数（MIPI）4 分，低中危。

> 2020-07-21、2020-08-12、2020-09-03、2020-09-24、2020-10-18 和 2020-11-12 患者完成 6 个周期 BR（R，利妥昔单抗，375 mg/m²，700 mg，第 1 天；B，苯达莫司汀，70 mg/m²，125 mg，第 1~2 天）方案化疗，过程顺利。

> 2020-12-02 化疗 6 个周期后患者复查 PET/CT，原双侧枕后、腮腺内、颈部和锁骨区 ^{18}F-FDG 摄取异常增高淋巴结基本消失（图 14-5）。双侧腋窝、双上肢淋巴结较 2020-07-15 胸部 PET/CT 明显减少、缩小，^{18}F-FDG 摄取减低，最显著淋巴结大小为 2.2 cm×1.0 cm，SUV_{max} 为 1.7（图 14-6）。肝门部、胰头旁和腹膜后 ^{18}F-FDG 摄取异常增高淋巴结基本消失；双侧髂血管旁、盆腔壁 ^{18}F-FDG 摄取异常增高淋巴结较 2020-07-15 腹盆部 PET/CT 明显减少、缩小，^{18}F-FDG 摄取减低，较大者大小为 1.7 cm×1.1 cm，SUV_{max} 为 2.4；双侧腹股沟区 ^{18}F-FDG 摄取异常增高淋巴结较 2020-07-15 腹盆部 PET/CT 明显减少、缩小，^{18}F-FDG 摄取减低，较大者大小为 2.3 cm×1.3 cm，SUV_{max} 为 2.1；基线期纵隔血池 SUV_{max} 为 3.0，化疗后降至 1.8；肝本底 SUV_{max} 为 3.9，化疗后降至 2.6；肝左外叶 ^{18}F-FDG 代谢异常增高低密度灶较 2020-07-15 腹盆部 PET/CT 无明显变化，早期相和 1.5 小时延迟相 SUV_{max} 分别为 9.4 和 7.4；左肾中部结节状突起较 2020-07-15 腹盆部 PET/CT 无明显变化，早期相和延迟相 SUV_{max} 分别为 2.1 和 2.4（图 14-7）。化疗后四肢皮肤、皮下软组织多处 ^{18}F-FDG 摄取增高灶基本消失；全身骨骼未见明显骨质破坏和 ^{18}F-FDG 摄取异常改变；纵隔血池的 SUV_{max} 为 1.8，肝右叶的 SUV_{max} 为 2.6（图 14-8）。

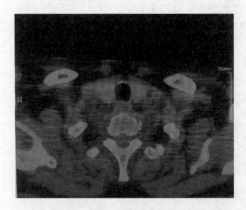

图 14-5 2020-12-02 颈部 PET/CT

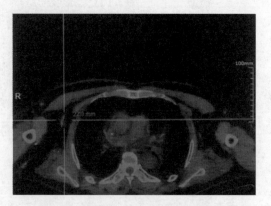

图 14-6 2020-12-02 胸部 PET/CT

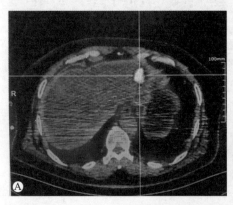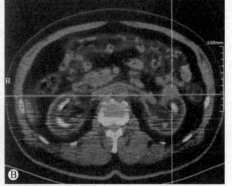

图 14-7 2020-12-02 腹盆部 PET/CT 检查

注:A. 肝左外叶[18]F-FDG 摄取异常增高低密度灶较 2020-07-15 腹盆部 PET/CT 无明显变化;

B. 左肾中部结节状突起较 2020-07-15 腹盆部 PET/CT 无明显变化。

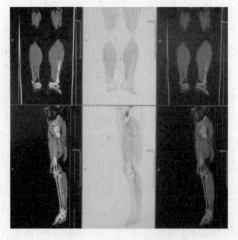

图 14-8 2020-12-02 四肢、骨骼 PET/CT

【病史及治疗续二】

> 2021-01-25 患者经套细胞淋巴瘤综合治疗后，发现肝、肾占位，收治肝外科。

> 2021-01-29 患者于全身麻醉下行腹腔镜下肾部分切除术+腹腔镜下肾周粘连松解术。术中诊断肝左外叶转移性瘤和左肾转移性瘤（图14-9）。术中病理+免疫组织化学显示，肾嫌色细胞癌（图14-10）、胆管细胞癌（图14-11）。

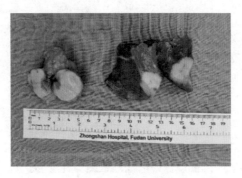

图14-9　2021-01-29 肾部分切除组织

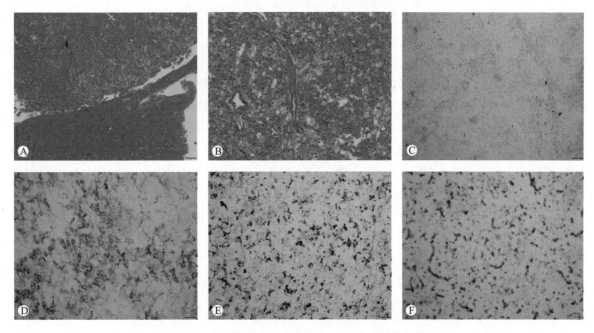

图14-10　肾嫌色细胞癌术中病理+免疫组织化学

注：A、B. 不同倍数镜下免疫组织化学；C. CD10；D. CD117；E. CK7；F. Vim。

【本病例小结】

套细胞淋巴瘤（mantle cell lymphoma，MCL）是相对少见的非霍奇金淋巴瘤。我国流行病学调查数据显示，我国每年新发淋巴瘤88 200例，MCL占所有淋巴瘤病例的3.07%，占非霍奇金淋巴瘤中B细胞淋巴瘤的5%，即每年新发约2707例。B细胞非霍奇金淋巴瘤兼具侵袭性淋巴瘤的侵袭性和惰性淋巴瘤的不可治愈性的特点，患者预后差，中位生存期仅4~5年。

MCL分子发病机制模型显示，t（11：14）易位导致 Cyclin D1 的构成失调。DNA损伤反应途

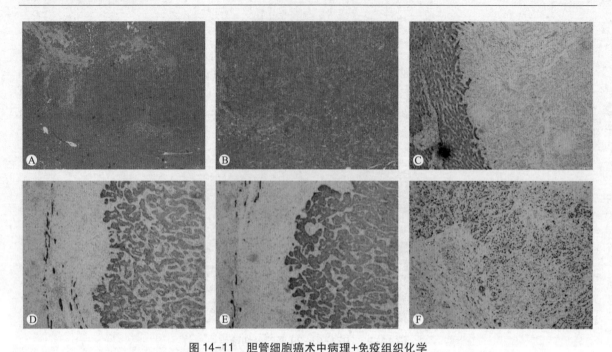

图 14-11　胆管细胞癌术中病理+免疫组织化学

注：A、B. 不同倍镜数下免疫组织化学；C. 精氨酸酶-1（ARG-1）；D. CK7；E. CK19；F. Ki-67。

径的获得性失活可能促进另外的基因改变和经典 MCL 的发展。进一步的基因突变可能靶向细胞周期和衰老途径的基因，从而导致增生性和侵袭性更强的变异型。

MCL 的常见临床分型：①原位 MCL，Cyclin D1 和 B 细胞局限于套区，未达到 MCL 的诊断标准，有时与其他淋巴瘤共存，可呈播散性表现，但很少出现疾病进展，不需要治疗。②经典 MCL，呈侵袭性过程，基因组不稳定，绝大部分患者应在诊断后立即开始治疗。③惰性 MCL，惰性起病，呈白血病性表现，脾大而淋巴结不大，非复杂核型，免疫球蛋白重链可变区（immunoglobulin heavy chain variable region，IGHV）突变，无 TP53 基因突变或缺失，不表达或低表达 SOX-11。如果患者没有治疗指征，可以先采取观察等待的治疗策略。

对于 MCL 患者的预后，结合 Ki-67 和 MIPI 评分系统，可分为 4 组，这种联合评分系统在年龄≥65 岁、年龄<65 岁和是否接受大剂量阿糖胞苷治疗的患者中均具有良好的区分度。

在 MCL 的临床诊疗思路上，仅有很小一部分惰性病程且无症状的 MCL 患者建议观察等待；部分 MCL 患者在诊断后应立即开始治疗，而年龄、体质状态和并发症是决定治疗策略的关键点。

老年 MCL 患者是不适合将自体造血干细胞移植作为一线治疗的患者。据报道，MCL 的中位诊断年龄为 60~68 岁，而老年患者常伴有多种并发症，无法耐受高强度的化疗和自体造血干细胞移植。

美国国家综合癌症网络（NCCN）指南推荐老年 MCL 患者行较低强度化疗方案，如 BR（B，苯达莫司汀；R，利妥昔单抗）方案、R2（利妥昔单抗+来那度胺）方案，但 BR 方案诱导后不推荐老年 MCL 患者行利妥昔单抗维持治疗。StiL NHL7-2008 MAINTAIN 研究纳入 120 例 Ⅱ~Ⅳ 期初治 MCL 患者，接受 6 个周期 BR 方案治疗，利妥昔单抗（375 mg/m^2，每 2 个月 1 次，维持 2 年）维持治疗。结果显示，中位观察 4.5 年，2 组整体生存率、无进展生存期无显著差异。因此，基于以上结果，推荐 BR 方案作为不适合行自体造血干细胞移植老年 MCL 患者的一线治疗方案；美国 NCCN 指南暂不推荐在 BR 方案诱导治疗结束后进行利妥昔单抗维持治疗。

肾细胞癌（renal cell carcinoma，RCC）包括透明细胞癌（75%~85%）、乳头状细胞癌（嗜染性，10%~15%）、嫌色细胞癌（5%~10%）、嗜酸细胞性细胞癌（3%~7%）和肾集合管型细胞癌（Bellini 管，非常罕见）。组织学上，嫌色细胞癌由比透明细胞癌颜色更深的大片细胞组成，起源于集合系统的闰细胞，且缺乏大多数 RCC 患者拥有的特征性大量脂质和糖原。此外，相比于透明细胞癌，嫌色细胞癌可能有较低的疾病进展和死亡风险。一项病例系列研究纳入 392 例嫌色细胞癌患者，中位随访 44 个月时复发率为 9%，癌症相关死亡率为 6%。另一项病例系列研究纳入就诊于两家医疗机构的 124 例 RCC 患者，发现嫌色细胞癌的 5 年疾病特异性生存率比透明细胞癌高（78% *vs.* 60%）。

据统计，肝内胆管细胞癌（intrahepatic cholangiocarcinoma，ICC）占肝癌的 15%～20%，且发病率呈上升趋势，患者的 5 年生存率<5%。手术切除是 ICC 患者唯一可能治愈的治疗手段，但切除率低，术后复发、转移风险高。

参 考 文 献

[1] KLATTE T, HAN KR, SAID JW, et al. Pathobiology and prognosis of chromophobe renal cell carcinoma [J]. Urol Oncol, 2008, 26 (6)：604-609.

[2] VOLPE A, NOVARA G, ANTONELLI A, et al. Chromophobe renal cell carcinoma (RCC)：oncological outcomes and prognostic factors in a large multicentre series [J]. BJU Int, 2012, 110 (1)：76-83.

[3] 中国抗癌协会血液肿瘤专业委员会，中华医学会血液学分会白血病淋巴瘤学组，中国抗淋巴瘤联盟. 套细胞淋巴瘤诊断与治疗中国专家共识（2016 年版）[J]. 中华血液学杂志，2016，37 (9)：735-741.

[4] CHEN W, ZHENG R, BAADE PD, et al. Cancer statistics in China, 2015 [J]. CA Cancer J Clin, 2016, 66 (2)：115-132.

[5] DREYLING M, GEISLER C, HERMINE O, et al. Newly diagnosed and relapsed mantle cell lymphoma：ESMO Clinical Practice Guidelines for diagnosis, treatment and follow-up [J]. Ann Oncol, 2014, 25 (Suppl 3)：83-92.

[6] MCKAY P, LEACH M, JACKSON R, et al. British Committee for Standards in Haematology. Guidelines for the investigation and management of mantle cell lymphoma [J]. Br J Haematol, 2012, 159 (4)：405-426.

[7] RUMMEL M, KAISER U, BALSER C, et al. Bendamustine plus rituximab versus fludarabine plus rituximab for patients with relapsed indolent and mantle-cell lymphomas：a multicentre, randomised, open-label, non-inferiority phase 3 trial [J]. Lancet Oncol, 2016, 17 (1)：57-66.

病例 15　1 例非霍奇金淋巴瘤
并发症处理病例分享

王晓波　李　莉　任萍萍　刘振华　吕　丽　范　新

大连医科大学附属第二医院

【病史及治疗】

➤ 患者，女性，60 岁；甲状腺功能减退症病史 10 余年，长期口服"左甲状腺素钠片"；3 年前行子宫内膜癌（Ⅰb1 期，G2）术后放化疗。

➤ 2020-12 患者无明显诱因出现反酸，伴恶心、呕吐，呕吐物为黄色胆汁样液体，遂就诊于某医院。胃镜显示，慢性萎缩性胃炎。肠镜显示，结肠息肉并予电凝切除。予"抑酸"治疗后患者好转出院。但出院后患者上述症状再发且加重，伴食欲缺乏、渐进消瘦、腹痛和腹胀，无发热、盗汗。

➤ 2021-02 患者停止排气、排便，且无法进食，遂就诊于某医院。

➤ 2021-02-14 血常规显示，血红蛋白 93 g/L，呈小细胞低色素，白细胞、血小板正常。

➤ 2021-02-14 其他检查显示，白蛋白 29.4 g/L，乳酸脱氢酶 785 U/L；血清铁蛋白 109.4 μg/L，β_2 微球蛋白 4 mg/L。肾功能、免疫球蛋白、肿瘤标志物、风湿免疫和甲状腺功能等检查未见异常，凝血功能大致正常。

➤ 2021-02-14 外院腹部增强计算体层成像（CT）显示，左上腹空肠局部管壁增厚，且局部见团块状软组织密度影，最大层面大小为 13.7 cm×9.4 cm，边界清，相应管腔略狭窄，病变密度较均匀，增强均匀中度强化，其内可见肠系膜血管穿行；右腹局部小肠肠管走行紊乱，管壁增厚，增强均匀强化；邻近腹腔内和腹膜后多发肿大淋巴结，部分相互融合，边界不清，较大者直径为 2.8 cm，增强较均匀强化。诊断为左上腹空肠病变，淋巴瘤可能，伴邻近腹腔和腹膜后肿大淋巴结；右腹局部小肠改变（图 15-1）。

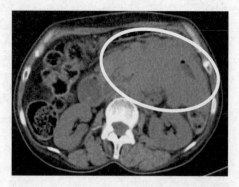

图 15-1　2021-02-14 外院腹部增强 CT

注：圆圈内为左上腹空肠软组织占位性病变。

➢ 2021-02-14外院胃镜显示，十二指肠降段可见不规则增生性病灶，表面潮红，边界欠清，全貌显示欠佳，欲详细观察全貌但进镜困难，取材（6块）质地脆；十二指肠乳头未见明显显示。免疫组织化学显示，CD20（弥漫+），核转录因子PAX-5（+），CD3（-），CD5（-），CD10（-），人B细胞淋巴瘤因子6（Bcl-6）（80%，+），多发性骨髓瘤癌基因-1（MUM-1）（-），Bcl-2（-），CD21（未见滤泡树突状细胞网），CD23（-），细胞周期蛋白D1（Cyclin D1）（-），波形蛋白（Vim）（少量细胞+），细胞角蛋白［CK（AE1/AE3）］（-），p53（约30%，+），Ki-67（>90%，+）（图15-2）。

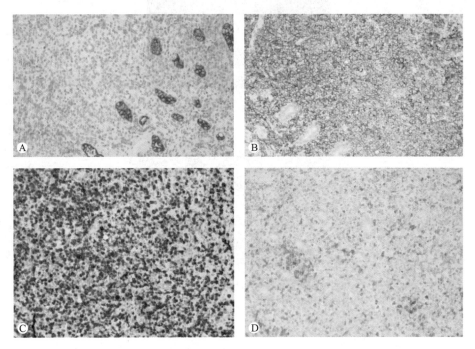

图15-2　2021-02-14外院胃镜十二指肠降段活检样本免疫组织化学

注：A. CK（-）；B. CD20（弥漫+）；C. Ki-67（>90%，+）；D. CD3（-）。

➢ 2021-02-18外院正电子发射体层成像/计算机体层成像（PET/CT）显示，左中腹部、盆腔内见多处小肠肠壁弥漫性增厚伴软组织肿物形成，左中腹部病灶较大者最大截面为15.0 cm×9.3 cm，放射性摄取异常增高，最大标准摄取值（SUVmax）为38.8，病灶与相邻左侧肾上腺、肠系膜内血管和部分胰腺分界欠清，且病灶以上水平食管、胃、十二指肠降段和水平段见扩张、积液，其余肠道各段见少量生理性放射性摄取；膈肌下方、腹膜、中腹部和盆腔肠系膜内见多枚大小不等的结节影和淋巴结影，放射性摄取不同程度增高，胰腺上方腹膜后病灶较大者大小为1.9 cm×1.8 cm，放射性摄取最高，SUVmax为36.8；小肠多发18F-氟代脱氧葡萄糖（18F-FDG）摄取增高灶，横膈下方腹腔内多发18F-FDG摄取增高淋巴结和结节，结合病史，符合淋巴瘤伴消化道梗阻（图15-3）。

➢ 2021-02-20外院骨髓细胞学检查、骨髓流式细胞术检测和骨髓活检均未见淋巴瘤细胞浸润。

➢ 2021-02-24外院送患者十二指肠降段活检标本至大连医科大学附属第二医院做病理复核。结果发现，肠黏膜固有层和黏膜下层可见异型淋巴细胞弥漫性浸润，细胞体积大，胞质稀少，核大，呈卵圆形，可见中位大核仁，核分裂易见（图15-4）。免疫组织化学显示，CD10（-），原癌

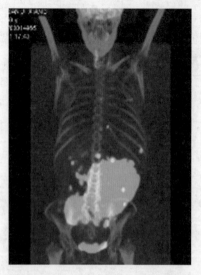

图 15-3　2021-02-18 外院 PET/CT

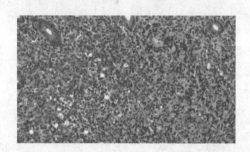

图 15-4　2021-02-24 十二指肠降
段活检标本大连医科大学附属第二医院病
理复核

基因（c-MYC）（约 40%，+），多发性骨髓瘤癌基因（MUM-1）（-）。原位杂交显示，EB 病毒编码的 RNA（EBER）（-）。荧光原位杂交（FISH）显示，Bcl-6、Bcl-2 和 MYC 基因未见异常，TP53 基因缺失阳性（p53/CEP17）（25%）。二代测序技术显示，DNMT3A 基因的突变位点为 c.2644C>T，p.R882C，突变比例为 6.92%；TET2 基因的突变位点为 c.2428C>T，p.Q810，突变比例为 41.14%；KRAS 基因的突变位点为 c.38G>A，p.G13D，突变比例为 39.81%。诊断为非霍奇金淋巴瘤，符合弥漫大 B 细胞淋巴瘤（非特指），生发中心型（Hans 模型）。

➤ 2021-02-28 外院综合诊断：①非霍奇金淋巴瘤，符合弥漫大 B 细胞淋巴瘤，生发中心型，Ⅳ期，B 组，淋巴瘤国际预后指数（IPI）4 分（累及十二指肠、小肠和腹膜后淋巴结）（TP53 基因缺失阳性）；②肠梗阻；③子宫内膜癌术后；④甲状腺功能减退症。

➤ 2021-03-02 患者行 R2（利妥昔单抗+来那度胺）+1/2DA（化疗药物剂量为原方案 1/2）-EPOCH（E，依托泊苷；P，泼尼松；O，长春新碱；C，环磷酰胺；H，多柔比星）方案治疗 1 个周期，治疗时呕吐、排便情况好转，但之后病情再次加重，出现贯穿全程的进食后恶心、呕吐。

➤ 2021-03-26 患者继续行 R2+1/2 DA-EPOCH 方案治疗 1 个周期。

➤ 2021-04-23 患者行 R+2/3 DA-EPOCH+维奈克拉方案治疗 1 个周期。治疗期间，患者出现腹泻，且逐渐加重。2021-04-29 患者加用西达苯胺。

➤ 2021-06-01 患者行 R+2/3 DA-EPOCH+西达苯胺方案治疗 1 个周期。

➤ 2021-06-25 患者继续行 R+2/3 DA-EPOCH+西达苯胺方案治疗 1 个周期。

➢ 2021-07 患者治疗 5 个周期后复查，PET/CT 显示：①原小肠^{18}F-FDG 摄取增高灶、腹腔内^{18}F-FDG 摄取增高淋巴结和结节均明显缩小或消失（较大者大小为 2.9 cm×2.2 cm），^{18}F-FDG 摄取活性减低或消失（SUV$_{max}$为 3.7），结合病史，符合治疗后改变+局部肿瘤残留；淋巴瘤 Deauville 评分 4 分；②胃窦部位^{18}F-FDG 摄取稍增高，炎性可能，建议进行随诊或胃镜详查（图15-5）。

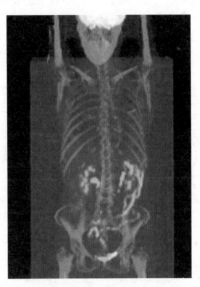

图 15-5　2021-07 患者化疗
5 个周期后复查 PET/CT

【病史及治疗续】

➢ 2021-07 化疗 5 个周期后患者仍有进食后恶心、呕吐和上腹痛，伴腹胀，呕吐物为胃内容物和黄色胆汁样液体。

➢ 2021-08 患者腹泻加重，为少量黏液便，每天 5~6 次，有食欲，但进食后会出现腹胀、腹痛、恶心和呕吐，且呕吐和腹痛加重，无发热、盗汗，伴身材消瘦；恶病质状态，胃部可闻及振水音。

➢ 2021-08-28 患者就诊于大连医科大学附属第二医院，病前和病后状态对比见图 15-6。

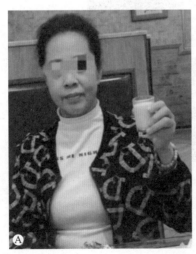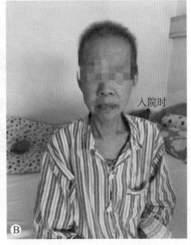

图 15-6　患者病前与病后状态对比
注：A. 病前；B. 病后。

➢ 2021-08-28 血常规显示，血红蛋白 75 g/L，白细胞和血小板均正常。

➢ 2021-08-28 其他检查显示，白蛋白 27 g/L、乳酸脱氢酶 218 U/L；血钾 mmol/L，血钙 1.99 mmol/L；血清铁蛋白>165 μg/L，C 反应蛋白 9.32 mg/dl；免疫球蛋白（Ig）G 4.53 g/L，IgA 1.33 g/L，IgM 0.77 g/L；便常规+隐血未见异常，便培养未见异常；患者营养不良，免疫功能低下。患者伴低蛋白血症、中度贫血、低钾血症、低钙血症和低免疫球蛋白血症。

➢ 2021-08-31 腹部数字化放射检查（立卧位）显示，膈下未见游离气体，结肠内见积气，未见气液平面，中腹部见少量气液平面，提示部分小肠梗阻（图 15-7）。

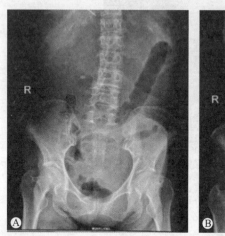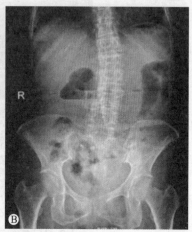

图 15-7　2021-08-31 腹部数字化放射检查（立卧位）

注：A. 卧位平片，部分小肠肠管积气，轻度扩张；B. 立位平片，双侧膈下无游离气体，部分小肠肠管积气，轻度扩张，可见气液平面。

➢ 2021-09-03 腹部增强 CT（门脉期）显示，腹腔占位较 2021-02-14 腹部增强 CT 减小，空肠近端梗阻（图 15-8）。

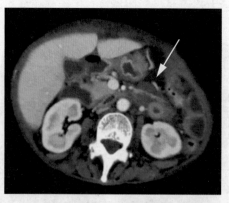

图 15-8　2021-09-03 腹部增强 CT（门脉期）

注：箭头指向为空肠近端梗阻。

➢ 2021-09-06 粪便病原学检查显示，难辨梭状芽孢杆菌谷氨酸脱氢酶（glutamate dehydrogen-ase，GDH）（+），难辨梭状芽孢杆菌毒素 A+B（+）。

➢ 2021-09-07 腹部平扫 CT（口服造影剂后）显示，空肠近端梗阻（图 15-9）。

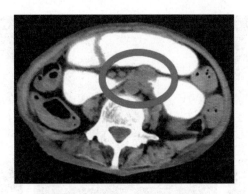

图15-9 2021-09-07腹部平扫CT

(口服造影剂后)

注:圆圈内为空肠近端梗阻。

➤ 2021-09-07胃镜显示,距门齿25~30 cm部位见多处不规则糜烂,胃角光滑无变形;胃窦黏膜充血、水肿,见点、片状发红,散在多处扁平状隆起,直径为0.3~0.5 cm,顶部凹陷、糜烂,幽门圆,无狭窄;十二指肠球部无变形,降部肠腔通畅,黏膜未见异常;食管糜烂;慢性非萎缩性胃炎中度;隆起糜烂(图15-10)。

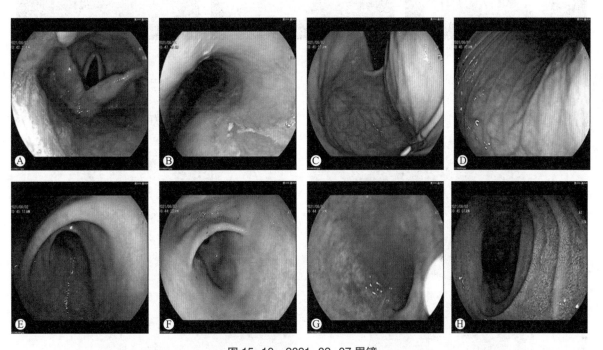

图15-10 2021-09-07胃镜

注:A. 会厌;B. 食管中段;C. 胃底;D. 胃体;E. 胃角;F. 胃窦;G. 十二指肠球部;H. 十二指肠降段。

➤ 2021-09-07肠镜显示,进镜至距肛门60 cm处见反复结袢,继续进镜风险高,遂退镜观察。进镜过程中,大肠黏膜充血、水肿明显,部分结肠袋变浅;退镜观察全程可见广泛白色渗出和假膜样改变;大肠炎症、假膜性小肠结肠炎可能(图15-11)。

➤ 2021-09-07肠道组织病理显示,肠黏膜固有层炎性细胞增多;部分隐窝萎缩,部分隐窝破坏,炎症以黏膜浅层为著,隐窝内见炎性渗出;黏膜表面可见病原体(图15-12)。

➤ 2021-09-08多学科会诊意见:①非霍奇金淋巴瘤,符合弥漫大B细胞淋巴瘤,生发中心

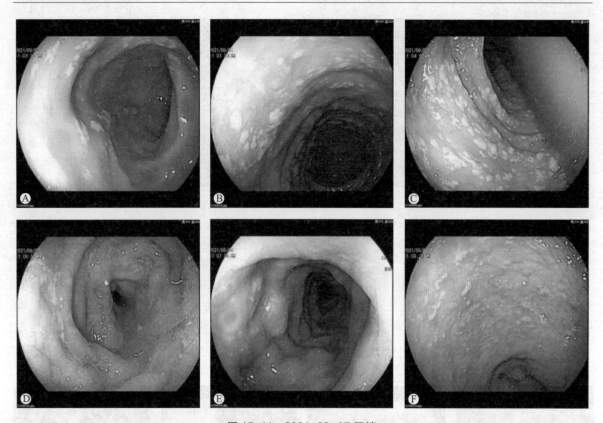

图 15-11　2021-09-07 肠镜

注：A. 横结肠近肝曲；B. 横结肠；C. 降结肠；D、E. 乙状结肠；F. 直肠。

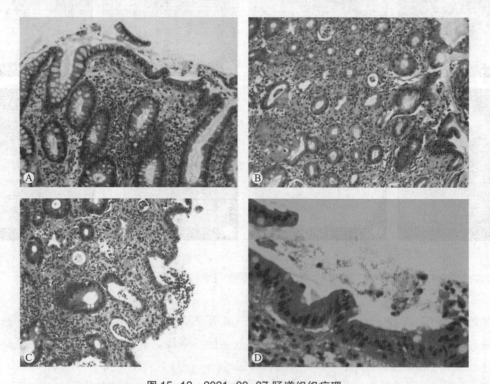

图 15-12　2021-09-07 肠道组织病理

注：A. 肠黏膜固有层炎性细胞增多；B. 部分隐窝萎缩，部分隐窝破坏；C. 炎症以黏膜浅层为著，隐窝内见炎性渗出；D. 黏膜表面可见病原体。

型，Ⅳ期 B 组，IPI 4 分；②空肠近段不完全性梗阻；③假膜性小肠结肠炎（难辨梭状芽孢杆菌感染）；④低蛋白血症；⑤电解质紊乱，低钾血症，低钙血症；⑥慢性贫血（中度）。

➤ 2021-09-08 给予患者支持治疗。对于假膜性小肠结肠炎（难辨梭状芽孢杆菌感染），给予抗感染治疗（甲硝唑、万古霉素+保留灌肠），治疗后患者腹泻症状好转。对于空肠近段不完全梗阻，给予胃肠减压，以缓解胃瘫、帮助恢复胃功能。

➤ 2021-09-09 患者行腹腔淋巴瘤切除+小肠部分切除+肠粘连松解+切口封闭术（图 15-13）。

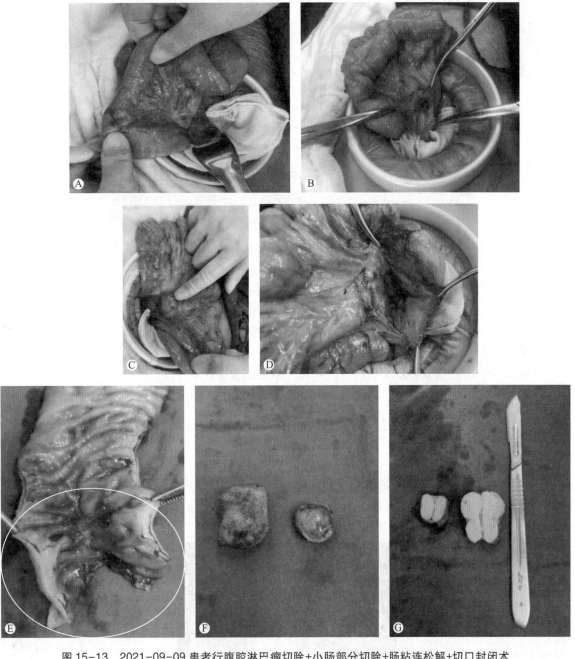

图 15-13　2021-09-09 患者行腹腔淋巴瘤切除+小肠部分切除+肠粘连松解+切口封闭术

注：A. 肠系膜右侧肿物切除前；B. 肠系膜右侧肿物切除后；C. 肠系膜左侧肿物切除前；D. 肠系膜左侧肿物切除后；E. 小肠切除梗阻组织的黏膜面外观，圆圈内为小肠梗阻部位，手术时手感僵硬、无弹性（后期病理提示该部位曾是肿瘤侵犯部位，肿瘤坏死后小肠肌层结构已经紊乱且无法重建，故形成纤维组织瘢痕狭窄）；F. 肠系膜左侧和右侧切除的 2 枚结节；G. 2 个肠系膜结节的切面（这 2 枚结节化疗前均为巨大肿物，化疗后肿瘤均坏死，残存瘤床形成结节）。

术后病理显示，肠黏膜结构破坏，黏膜肌层被纤维组织取代；肠系膜淋巴结结构破坏，见坏死结节，坏死边缘出现多核巨细胞反应（图 15-14）。

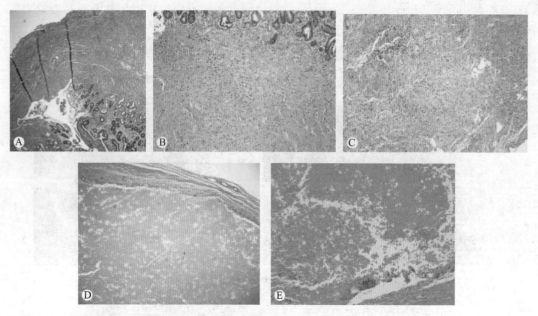

图 15-14　2021-09-09 术后病理

注：A. 小肠切除组织，肠黏膜结构破坏；B、C. 小肠切除组织，黏膜肌层被纤维组织取代；D. 低倍镜下肠系膜肿物，淋巴结结构破坏；E. 高倍镜下见坏死结节，坏死边缘出现多核巨细胞反应。

➤ 2020-10-10 患者术后 1 个月复查，经空肠营养管和经口进食，食欲可，进食后无恶心、呕吐，无腹泻，排便规律、成形，无发热，体重增加 5 kg。

➤ 2020-10-10 血常规显示，血红蛋白 87 g/L，正细胞正色素性贫血。

➤ 2020-10-10 其他检查显示，白蛋白 31.8 g/L，乳酸脱氢酶 212 U/L，血钾 4.49 mmol/L；免疫球蛋白 IgG 4.78 g/L；淋巴细胞亚群，B 淋巴细胞计数 0/μl，辅助/诱导；T 淋巴细胞 348/μl，抑制/细胞毒 T 淋巴细胞 1209/μl。患者低蛋白血症好转，中度贫血好转，低钾血症纠正，免疫功能低下仍存在。

➤ 2021-10-12 患者口服造影剂后复查腹部 CT，发现肠梗阻解除，胃至横结肠内造影剂充盈，腹膜后和腹腔内多枚原有淋巴结增大（较大者大小为 1.2 cm×1.1 cm），且新增多枚小淋巴结（图 15-15）。

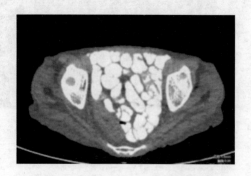

图 15-15　2021-10-12 腹部 CT

➢ 2021-10-15患者复查胃镜显示，食管、贲门黏膜光滑；黏液量中等，色白，浑浊；胃底、胃体黏膜光滑；胃角黏膜光滑，无变形；以胃窦为主的胃黏膜充血、水肿，见点、片状发红，幽门圆，无狭窄；十二指肠球部无变形，降部肠腔通畅，黏膜未见异常。胃镜诊断，慢性非萎缩性胃炎中度。

➢ 2021-10-15患者复查肠镜显示，末端回肠黏膜呈规则绒毛状，无明显充血、水肿，回盲瓣呈"唇"形，阑尾口清晰、光滑；结肠和直肠黏膜轻度充血、水肿，血管网走行模糊，多发点、片状糜烂，表面附着白苔，直肠见1处糜烂表面血痂附着，散在结节样增生，较1个月前减轻。肠镜诊断结肠炎（图15-16）。

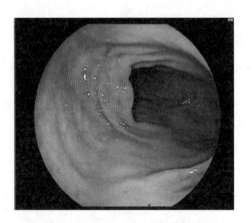

图15-16　2021-10-15肠镜所见

➢ 2021-11-01患者行粪便病原学检查，难辨梭状芽孢杆菌毒素A+B（-）。

➢ 2021-11-15患者开始出现发热，无畏寒、寒战、咳嗽，无腹泻、腹痛，无头晕、头痛，无明确局部感染灶。2021-11-15给予患者头孢哌酮舒巴坦+丙种球蛋白治疗，体温逐渐降至正常；2021-11-17患者体温升高至39.9℃，给予美罗培南治疗，体温逐渐下降；2021-11-18患者体温再次升高，给予美罗培南+万古霉素治疗。

➢ 2021-11-19血细菌培养结果（2021-11-15采集）显示，新型隐球菌感染（图15-17）。

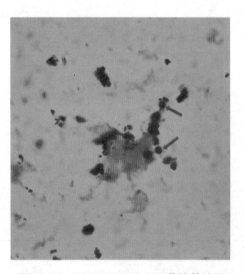

图15-17　2021-11-19血细菌培养结果

➢ 2021-11-19患者行腰椎穿刺，脑脊液未见新型隐球菌。

➢ 2021-11-19去万古霉素，再加用两性霉素B和氟康唑治疗后患者体温逐渐降至正常（图

15-18）。

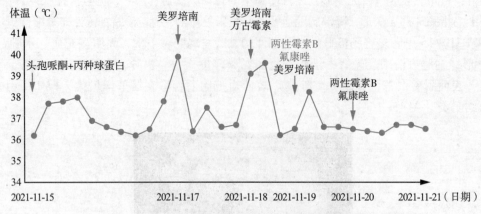

图 15-18　2021-11-15 至 2021-11-21 患者体温变化及治疗药物

➤ 2021-11-15 至 2021-11-22 患者的辅助检查和用药见表 15-1。

表 15-1　2021-11-15 至 2021-11-22 患者的辅助检查和用药

辅助检查		2021-11-15	2021-11-17	2021-11-18	2021-11-19	2021-11-20	2021-11-22
血常规	白细胞（WBC）（×10⁹/L）	5.70	9.32	11.65	18.94	11.82	9.48
	中性粒细胞（NEUT）（×10⁹/L）	2.65	7.58	10.72	14.65	9.17	6.19
	血红蛋白（Hb）（g/L）	90	90	92	87	86	84
	血小板（PLT）（×10⁹/L）	93	101	99	99	117	131
C 反应蛋白（CRP）（mg/L）		—	23.34	90.23	177.95	138.01	220.24	67.37
降钙素原（ng/ml）		—	0.11	0.18	—	0.22	—	—
1-3-β-D 葡聚糖、半乳甘露聚糖、新型冠状病毒核酸检测、EB 病毒核酸检测、巨细胞病毒核酸检测未见异常							
血细菌培养		—	—	—	—	新型隐球菌感染（2021-11-15 采集）	新型隐球菌感染（2021-11-17 采集）	新型隐球菌感染（2021-11-19 采集）
胸部 CT		—	未见明显炎性改变	与 2021-11-15 相仿，未见明显炎性改变	—	较 2021-11-17 新发双肺间质性改变伴轻度炎症	—	—
用药		2021-11-15	2021-11-17	2021-11-18	2021-11-19	2021-11-20	2021-11-22
治疗		—	头孢哌酮舒巴坦+丙种球蛋白	美罗培南	美罗培南+万古霉素	两性霉素 B+氟康唑+美罗培南	两性霉素 B+氟康唑	两性霉素 B+氟康唑

注：—. 本项无内容。

【本病例小结】

本例患者确诊弥漫大 B 细胞淋巴瘤（累及十二指肠、小肠和腹膜后淋巴结），为胃肠透壁性肿瘤。患者发病时以消化道梗阻为主要临床表现，免疫治疗和化疗达缓解后，消化道梗阻症状并未缓解，且逐渐加重，因长达 5 个月无法进食而出现恶病质状态，继而合并假膜性肠炎和隐球菌性败血症等多种严重感染。为找到肿瘤缓解但肿瘤症状未去除的原因，通过胃肠道造影寻找梗阻点，外科进行开腹探查，发现原肠道透壁性肿瘤部位在肿瘤组织坏死后肠壁肌层无法重建，由纤维组织增生替代原肌肉组织，形成更加收紧的瘢痕组织，故肠壁肌肉失去舒张功能。另外，腹腔肠系膜原肿瘤组织坏死后残留结节，解剖病理发现化疗后残留的结节内无肿瘤成分，但存在残余瘤床有巨噬细胞清扫痕迹。

上述病理结果回答了胃肠道肿瘤治疗缓解后原有的消化道解剖结构、分泌和吸收功能、收缩和舒张功能是否能恢复，腹腔巨大肿物化疗后的归宿是什么，以及腹腔内残留的淋巴结是否都是淋巴瘤等问题。对于肿瘤的后续治疗、隐球菌性败血症的治疗等问题，需要进一步的研究给予答案。

参 考 文 献

［1］中华医学会，中华医学会杂志社，中华医学会消化病学分会，等．慢性腹泻基层诊疗指南（2019 年）［J］．中华全科医师杂志，2020，19（11）：973-982.

［2］刘正印，王贵强，朱利平，等．隐球菌性脑膜炎诊治专家共识［J］．中华内科杂志，2018，57（5）：317-323.

［3］周颖杰，李光辉，Perfect JR，等．隐球菌病处理临床实践指南：2010 年美国感染病学会更新［J］．中国感染与化疗杂志，2010，10（3）：161-166.

病例 16　1 例复发/难治性弥漫大 B 细胞淋巴瘤病例展示

纪春岩　卢　菲　叶静静　苏　鹏　韩晓宇

山东大学齐鲁医院

【病史及治疗】

➢ 患者，男性，66 岁。

➢ 2017-03 患者因"左上颌肿物伴腰腹部疼痛 1 月余"于当地医院就诊，患者无尿频、尿急、尿痛等尿路刺激症状，无肉眼血尿。

➢ 2017-03 腹部彩超显示肝囊肿。

➢ 2017-03 泌尿系统彩超显示，双肾多发低回声结节样改变；前列腺增大。

➢ 2017-03 腹部计算机体层成像（CT）显示，肝内多发低密度影；左肾结节，左肾门区见软组织肿物；腹膜后多发肿大淋巴结。强化 CT 显示，双肾多发结节和肿物，考虑恶性肿瘤，转移瘤可能性大；腹膜后多发淋巴结转移；肝多发囊肿；双肺多发转移；左上颌骨见肿物。

➢ 2017-03 患者行左上颌骨肿物穿刺细胞学检查，结果见较多异型细胞，不除外恶性可能。

➢ 2017-04 患者行肾肿物穿刺活检，外院病理考虑肾细胞癌。免疫组织化学显示，淋巴细胞共同抗原（LCA）（+），核转录因子 PAX-8（+），波形蛋白（Vim）（+），细胞角蛋白（CK）7（-），甲状腺转录因子 1（thyroid transcription factor1，TTF-1）（-），肝细胞抗原（hepatocyte paraffin，HepPar-1）（-），$p63$（-），CK20（-），突触蛋白（Syn）（-），人嗜铬蛋白 A（CgA）（-），Ki-67（80%，+）。穿刺组织见小灶性异型淋巴细胞，在肾小管之间呈浸润性生长，结合免疫组织化学，考虑为高侵袭性 B 细胞淋巴瘤。外院请山东大学齐鲁医院会诊。山东大学齐鲁医院的免疫组织化学显示，CD20（弥漫+），CD3（少数 T 细胞+），CD30（-）。诊断为高侵袭性 B 细胞淋巴瘤。

➢ 2017-04 患者行左上颌骨组织穿刺活检（图 16-1）。病理显示，弥漫大 B 细胞淋巴瘤，生发中心型，肿瘤细胞侵及骨骼肌组织。免疫组织化学显示，CD20（+），CD79a（弥漫+），CD3（少数 T 细胞+），细胞周期蛋白 D1（Cyclin D1）（-），CD5（-），CD23（-），CD10（+），人 B 细胞淋巴瘤因子 6（Bcl-6）（+），多发性骨髓瘤癌基因-1（MUM-1）（-），原癌基因（c-MYC）（约 40%，+），Bcl-2（约 30%，+），CD30（-），CK（-），$MyoD$1（-），结蛋白（Desmin）（-），Ki-67（约 70%，+）。原位杂交显示，EB 病毒编码的 RNA（EBER）（-）。

➢ 2017-04 荧光原位杂交（FISH）显示，Bcl-2（-），Bcl-6（-），c-MYC（-）。

【病史及治疗续一】

➢ 2017-04 患者至山东大学齐鲁医院就诊。患者高血压病史 7 年，口服"利血平"降压，血压平时维持在 110/70 mmHg 左右；银屑病病史 40 余年。体格检查显示，老年男性，神志清，精神

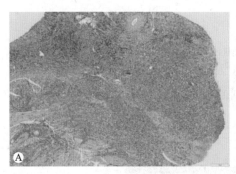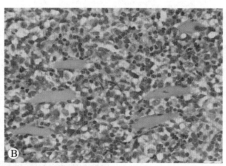

图 16-1　2017-04 左上颌骨组织穿刺活检

注：A. 40 倍镜下组织活检；B. 400 倍镜下组织活检。

可；全身浅表淋巴结未触及肿大；腹软，无压痛和反跳痛，肝、脾肋下未触及。结合外院送病理结果，初步诊断为：①弥漫大 B 细胞淋巴瘤，生发中心型，Ⅳ期；②肺部感染；③高血压 2 级，很高危；④银屑病。

> 2017-04 血常规显示，红细胞沉降率（erythrocyte sedimentation Rate，ESR）31 mm/h。

> 2017-04 免疫球蛋白定量测定显示，免疫球蛋白 G（IgG）19.7 g/L，β_2 微球蛋白 2.77 mg/L。

> 2017-04 肝功能、肾功能、血生化和凝血系列等检查均未见明显异常。

> 2017-04 全身 CT 显示，左上颌骨骨质破坏合并软组织肿物；双肺多发结节；双肾多发病变，腹膜后多发淋巴结，考虑淋巴瘤；肝多发小囊肿。

> 2017-04 心脏超声显示，左心室射血分数（LVEF）为 62%，左心室肥厚，二尖瓣反流（轻度），三尖瓣反流（轻度），左心室充盈异常。

> 2017-04 骨髓细胞学检查显示，粒系细胞呈轻度反应性增生。骨髓活检显示，骨髓增生大致正常，粒系、红系和巨核系三系造血细胞增生，未见淋巴瘤证据。

> 2017-04 至 2017-07 患者行 R-CHOP（R，利妥昔单抗；C，环磷酰胺；H，多柔比星；O，长春新碱；P，泼尼松龙）方案治疗 6 个周期。4 个周期 R-CHOP 方案化疗结束时正电子发射体层成像/计算机体层成像（PET/CT）未见明显活动性淋巴瘤病灶。疾病评估为完全缓解。患者结束 6 个周期 R-CHOP 方案化疗后规律随访。

> 2017-11-06 外院 PET/CT 显示，口咽部左侧壁软组织略增厚，见 ^{18}F-氟代脱氧葡萄糖（^{18}F-FDG）摄取异常；食管下段左侧壁 ^{18}F-FDG 摄取稍高；乙状结肠弥漫性高 ^{18}F-FDG 摄取，符合炎性改变。

> 2017-11-14 患者行胃镜检查。病理显示，贲门处黏膜组织慢性炎症伴黏膜下肉芽组织增生；胃体和十二指肠球部见增生性息肉。贲门处黏膜组织的免疫组织化学显示，CD117（-），*DOG*-1（-），CD34（-），平滑肌肌动蛋白（SMA）（-），S100（-）。胃体和十二指肠球部增生性息肉组织的免疫组织化学显示，CD3（T 细胞+），CD20（B 细胞+）。患者规律随访。

> 2018-03-22 患者复查，左侧上、下颌骨和胸部、腹部、盆腔增强 CT 显示，淋巴瘤治疗后，肝多发低密度灶，腹腔和腹膜后见小淋巴结；鼻咽部软组织增厚；双肺胸膜下见小结节，考虑增生灶；双肺见纤维灶；甲状腺密度低；左侧腋窝淋巴结略肿大；双肾密度略低；前列腺见钙化灶；胃壁和乙状结肠壁略厚。

> 2018-03-23 患者行电子鼻咽喉镜检查，发现慢性咽炎，鼻咽、喉和下咽未见新生物。

➤ 2018-03 至 2018-07 患者门诊规律随访。

【病史及治疗续二】

➤ 2018-07-11 PET/CT 显示，弥漫大 B 细胞淋巴瘤化疗 6 个周期后 1 年，胸骨、左侧第 8 前肋、胸 3 棘突和骶 1 右侧见局限性^{18}F-FDG 高摄取，提示上述骨骼存在活动性淋巴瘤病灶（病情反复）；鼻咽和口咽壁良性摄取^{18}F-FDG 可能性大；肝左外叶见小囊肿；右侧上颌窦黏膜轻度良性肥厚（图 16-2）。

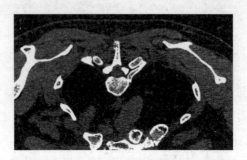

图 16-2　2018-07-11 胸 3 棘突 PET/CT

➤ 2018-07-11 患者于 CT 引导下行胸 3 棘突穿刺活检。病理显示，弥漫大 B 细胞淋巴瘤，非生发中心型。免疫组织化学显示，*MUM*-1（20%，+），Bcl-6（-），CD10（-），*c-MYC*（-），Bcl-2（+），CD79a（+），CD5（-），间变淋巴瘤激酶（ALK）（-），CD2（+），Ki-67（约 60%，+）（图 16-3）。FISH 显示，*Bcl*-2（-），*Bcl*-6（-），*c-MYC*（-）。

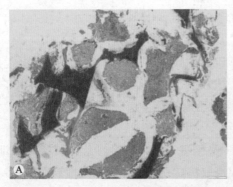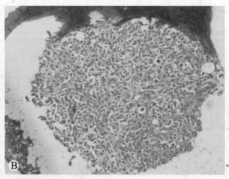

图 16-3　2018-07-11 胸 3 棘突穿刺活检
注：A.40 倍镜下组织活检；B.200 倍镜下组织活检。

➤ 2018-07-26 骨髓细胞学检查显示，骨髓象未见明显异常。骨髓活检显示，骨髓增生大致正常，粒系、红系和巨核系三系造血细胞增生，未见异型淋巴细胞明显增多。

➤ 2018-07-26 B 系基因重排检测显示，均为阴性。

➤ 2018-07-26 心脏超声显示，LVEF 为 62%，左心室肥厚，二尖瓣反流（轻度），三尖瓣反流（轻度），左心室充盈异常。

➤ 2018-07-27 至 2019-01-03 患者行 R-GDP（R，利妥昔单抗；G，吉西他滨；D，顺铂；P，地塞米松）方案治疗 6 个周期。2 个周期治疗结束后复查全身 CT。结果显示，淋巴瘤治疗后，肝多发低密度灶；腹腔和腹膜后见小淋巴结；鼻咽部软组织增厚；双肺胸膜下见小结节，考虑增生灶；双肺见纤维灶；甲状腺密度低；左侧腋窝淋巴结略肿大；双肾密度略低；前列腺见钙化灶；胃壁和直肠壁略厚；胸3棘突密度异常，颈5、6椎体轻度变扁且骨密度增高。

➤ 2018-11-16 患者行 R-GDP 方案化疗 4 个周期后 PET/CT 显示，原多处骨病灶无明显[18]F-FDG 摄取活性，提示治疗效果良好；肝左叶见小囊肿；两侧筛窦和右侧上颌窦黏膜轻度良性肥厚。

➤ 2018-11-16 患者完成 R-GDP 方案化疗 4 个周期后计划行自体造血干细胞采集，但因采集细胞数量不能满足移植需要，继续行 R-GDP 方案化疗至 6 个周期。

➤ 2019-01 患者完成 6 个周期 R-GDP 方案化疗后规律随访。

➤ 2019-05 患者出现牙龈包块，遂行左上颌肿物穿刺活检，发现复层鳞状上皮衬覆的黏膜组织可见重度急慢性炎和增生的炎性肉芽组织。

【病史及治疗续三】

➤ 2019-06-24 患者因"鼻塞"在当地医院行鼻旁窦 CT。结果显示，左侧上颌窦存在病变；左侧鼻窦内见软组织占位；左侧筛窦黏膜增厚。

➤ 2019-06-24 电子鼻咽镜检查显示，左侧鼻腔阻塞，无法观察到内部情况和左侧鼻咽部；鼻咽部黏膜光滑，未见增生物；舌根部淋巴滤泡增生（会厌抬举可，无充血、水肿，双侧声带活动可，闭合可，会厌谷、梨状窝区未见异常）。

➤ 2019-06-26 患者行左侧鼻腔肿物姑息性切除术。术中冷冻病理显示，鼻腔肿物见弥漫一致的细胞浸润，考虑淋巴组织增生性病变。术后病理显示，弥漫大 B 细胞淋巴瘤，非生发中心型。免疫组织化学显示，CK（-），CD3（-），CD20（+），Bcl-2（+），CD10（-），CD30（-），CD21（-），Bcl-6（-）、MUM-1（-），Cyclin D1（+），核转录因子 PAX-5（+），c-MYC（30%，+），Ki-67（约 70%，+）。原位杂交显示，EBER（-）。

➤ 2019-07-10 患者手术切除的鼻腔肿物被送至山东大学齐鲁医院进行病理会诊。FISH 显示，Bcl-2（-），Bcl-6（-），c-MYC（-）。诊断为弥漫大 B 细胞淋巴瘤，非生发中心型。

➤ 2019-07-10 患者行全面评估。相关检查显示，白细胞 $3.53×10^9$/L，中性粒细胞 $2.77×10^9$/L，血红蛋白 116 g/L，血小板 $108×10^9$/L，红细胞沉降率 22 mm/h，$β_2$ 微球蛋白 2.61 mg/L，脑钠肽 59.9 pg/ml，铁蛋白 368 μg/ml。

➤ 2019-07-10 全身增强 CT 显示，左侧上颌窦和鼻腔见软组织密度灶；鼻咽部软组织增厚，以左侧为著；双侧扁桃体增大，以左侧为著；左侧肾上腺结节灶较前增大，淋巴瘤不除外；肝内见略低密度灶；双肾见局部低密度灶，较前变化不明显；副鼻窦炎；甲状腺见低密度结节；双肺胸膜下见小结节，考虑增生灶；双肺炎症且见纤维灶；肝内见小囊肿；前列腺增生；食管、胃壁和直肠壁略厚；腹腔和腹膜后见小淋巴结；部分骨质密度略高，需要结合发射型计算机体层成像（emission computed tomography，ECT）确诊。

➤ 2019-07-10 骨髓细胞学检查显示，骨髓象未见明显异常。骨髓活检显示，骨髓增生大致正常，粒系、红系和巨核系三系造血细胞增生，未见异型淋巴细胞增多。免疫分型显示，B 淋巴细胞未见克隆性异常。染色体显示，46,XY[5]。基因突变筛查显示，均为阴性（野生型）。

➤ 2019-07-10 心脏超声显示，LVEF 为 64%，室间隔增厚，主肺动脉增宽，三尖瓣反流（轻度），肺动脉瓣反流（轻度），左心室充盈异常。

➤ 2019-07-11 PET/CT 显示，左侧筛窦、上颌窦和鼻咽左侧壁黏膜增厚并高度不均匀性摄取[18]F-FDG，最大标准摄取值（SUV$_{max}$）为 10.1，平均标准化摄取值（SUV$_{mean}$）为 5.9；左侧咽旁见一高度摄取[18]F-FDG 的淋巴结影，大小为 1.0 cm×0.9 cm，SUV$_{max}$ 为 9.5，SUV$_{mean}$ 为 5.4；左侧肾上腺区间见一轻中度摄取 ^{18} F-FDG 的结节影，大小为 1.2 cm×1.0 cm，SUV$_{max}$ 为 3.4，SUV$_{mean}$ 为 1.9。诊断意见：①弥漫大 B 细胞淋巴瘤病情反复，术后 2 周余（左侧鼻腔病灶姑息性切除术后确诊）；左侧筛窦、上颌窦、鼻咽左侧壁病灶和左侧咽旁淋巴结均摄取 ^{18} F-FDG 增高，考虑均为活动性淋巴瘤病灶；左侧肾上腺区结节淋巴瘤不能排除；②双肺纤维灶；③肝左叶囊肿。

▷ 2019-07-15 患者经筛选入组"CNCT19 细胞治疗 CD19 阳性的复发或难治性 B 淋巴系统血液肿瘤的单臂、单中心的探索性临床研究"。

▷ 2019-07-15 患者行外周血单个核细胞分离单采，过程顺利。

▷ 2019-07-15 患者行 R+CTX+BTK（R，利妥昔单抗，735 mg，当天；CTX，环磷酰胺，0.39 g，第 1 天；BTK 抑制剂伊布替尼，560 mg，口服，每天 1 次）方案化疗。

▷ 2019-08-08 患者行 FC（F，氟达拉滨；C，环磷酰胺）方案预处理。

▷ 2019-08-14 患者行 CD19 嵌合抗原受体 T 细胞（CAR-T）输注。CD19 CAR-T 回输过程顺利，未发生细胞因子释放综合征（CRS）、CAR-T 相关脑病综合征（CRES）（图 16-4）。

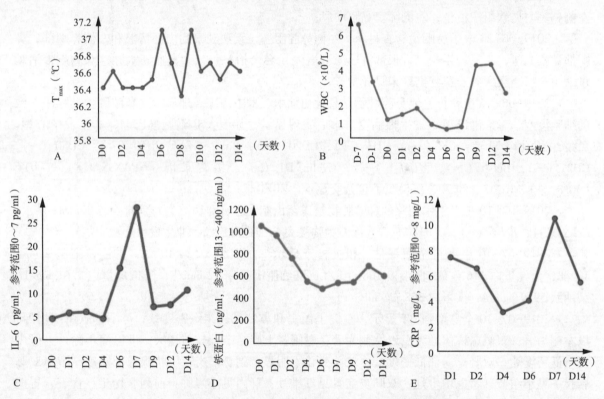

图 16-4　2019-08-14 至 2019-08-28 CD19 CAR-T 输注后患者情况

注：A. 体温；B. 白细胞；C. 白介素-6；D. 铁蛋白；E. C 反应蛋白。

▷ 2019-09-12 血常规显示，白细胞 4.2×10^9/L，血红蛋白 85 g/L，血小板 55×10^9/L。

▷ 2019-09-12 其他检查显示，白介素-6（interleukin6，IL-6）9.65 pg/ml，C 反应蛋白（CRP）10.1 mg/L，铁蛋白 585.1 μg/ml。凝血系列、肝功能、肾功能和血生化等检查结果基本正常。

▷ 2019-09-12 增强 CT 显示，左侧上颌窦和鼻腔见软组织密度灶；鼻咽部软组织略厚，双侧扁桃体增大；左侧肾上腺增粗。

➢ 2019-11-13 患者复查。血常规显示，白细胞 $2.7×10^9/L$，血红蛋白 109 g/L，血小板 77× $10^9/L$。其他检查显示，IL-6 3.47 pg/ml，CRP 1.01 mg/L。凝血系列、肝功能、肾功能和血生化等检查结果基本正常。

➢ 2019-11-13 PET/CT 显示，左侧筛窦、上颌窦和鼻咽左侧壁黏膜增厚程度较前（2019-07-11 PET/CT）降低，摄取^{18}F-FDG 降低，SUV_{max} 为 1.7，SUV_{mean} 为 0.9；左侧咽旁淋巴结较前变化不明显，大小为 1.0 cm×0.9 cm，^{18}F-FDG 摄取较前降低，SUV_{max} 为 1.7，SUV_{mean} 为 1.5；左侧肾上腺区结节较前缩小，大小为 0.7 cm×0.6 cm，^{18}F-FDG 摄取较前降低，SUV_{max} 为 1.6，SUV_{mean} 为 1.5。根据 Cheson 疗效评估标准，患者^{18}F-FDG 摄取完全缓解（图 16-5）。

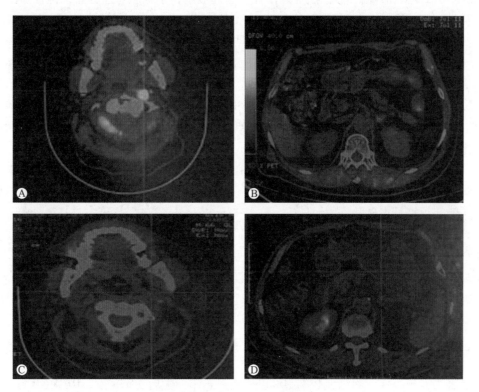

图 16-5　2019-11-13 PET/CT
注：A、B. 治疗前；C、D. 治疗后。

➢ 2019-12 患者左眼眶、右胸和后背出现带状疱疹，给予抗病毒、营养神经、镇痛和丙种球蛋白等对症支持治疗。

➢ 2021-03 患者自感双眼视物模糊，以右眼为著；左髋至左膝疼痛且夜间加重；左耳混合型耳聋；鼻塞。

➢ 2020-03 患者复查。PET/CT 显示，全身多处组织/脏器弥漫大 B 细胞淋巴瘤病情反复，行 CD19 CAR-T 输注后，两侧口腔咽壁和鼻咽右后壁炎性病变可能性大；右肺下叶见肺大疱；肝左叶见囊肿；脾门附近见良性小结节。

➢ 2021-05 患者自感右侧膝盖和大腿疼痛。磁共振成像（MRI）检查显示，腰椎间盘突出，腰 4 椎体旁腰背部软组织肿胀；右侧膝关节轻度退行性变。

➢ 2021-10 患者双眼视物模糊，遂于当地医院行右眼玻璃体切除术。术后右眼玻璃体液基因检查显示，IgH、IgK 和 IgL 均为阳性。

➤ 2021-10 胸部 CT 显示，左肺上叶见混合性结节（高危）。

【病史及治疗续四】

➤ 2021-10-25 患者复查。PET/CT 显示，左侧额叶新见 ^{18}F-FDG 摄取减低的大片状水肿带，邻近脑皮质变薄，密度偏高；其余脑皮质和神经核团显像剂分布比较均匀，未见明显局限性 ^{18}F-FDG 异常摄取；新见右侧腰大肌肿胀，内侧见高度摄取 ^{18}F-FDG 的偏低密度区（腰 3~5 水平），最大截面为 3.7 cm×2.8 cm，SUV_{max} 为 14.5；鼻咽和口咽壁黏膜仍增厚并中高度摄取 ^{18}F-FDG，但较前有所降低，以扁桃体区为著，SUV_{max} 为 7.9。

➤ 2021-10-28 患者行右侧腰大肌穿刺活检。病理显示，小细胞恶性肿瘤，符合弥漫大 B 细胞淋巴瘤，生发中心型。免疫组织化学显示，CD20（弥漫+），CD79a（弥漫+），CD10（+），MUM-1（约 30%，+），c-MYC（20%~30%，+），Bcl-2（-），CD30（-），CD21（-），Cyclin D1（-），CD19（+），p53（弱，+），CD3（T 细胞+），Ki-67（约 80%，+）。原位杂交显示，EBER（-）。

➤ 2021-11 患者行全面评估，白细胞 5.26×10^9/L，中性粒细胞 2.50×10^9/L，血红蛋白 144 g/L，血小板 129×10^9/L；乳酸脱氢酶（LDH）252 U/L；β$_2$ 微球蛋白 2.62 mg/L；肝功能、肾功能、血生化和凝血系列等检查结果无明显异常。

➤ 2021-11-10 头部增强 MRI 显示，双侧额前部硬脑膜增厚且多发结节，淋巴瘤脑膜转移可能性大；右侧面听神经脑池段增粗且可疑轻度强化，脑膜转移不除外；双侧大脑半球脑白质见少许缺血灶；左侧上颌窦见小囊肿。

➤ 2021-11-10 眼科 A/B 超显示，右眼人工晶体眼，右眼黄斑病变，左眼玻璃体浑浊。

➤ 2021-11-10 患者行腰椎穿刺+鞘注注射，脑脊液（CSF）的蛋白含量为 0.54 g/L。

➤ 2021-11-10 患者行 PD-1（200 mg，静脉滴注，第 1 天）+CD20 单抗（375 mg/m^2）+泽布替尼（160mg，口服，每天 2 次）+来那度胺（25mg，口服，每天 1 次）方案治疗 1 个周期（每 21 天为 1 个周期）。

【本病例小结】

本例患者为老年男性，弥漫大 B 细胞淋巴瘤病史 4 年，先后 3 次复发；R-CHOP 方案化疗 6 个周期后，又进行了 R-GDP 方案化疗 6 个周期，治疗结束后 6 个月再次复发；CD19 CAR-T 回输 3 个月后 PET/CT 提示完全缓解，但 2 年后再次复发，且累及中枢神经系统，病理仍提示弥漫大 B 细胞淋巴瘤，遂给予多种靶向药物联合治疗。

临床上，老年复发/难治性弥漫大 B 细胞瘤患者仍存在多个未被满足的需求，未来希望有更多的靶向药物应用于临床，以提高这部分患者的长期生存率。

病例17　1例自然杀伤细胞/T细胞淋巴瘤合并噬血细胞综合征病例分享

顾康生　汪　浩　韦　炜　吴正升　王万勤

安徽医科大学第一附属医院

【病史及治疗】

➢ 患者，男性，43岁。因"确诊自然杀伤（NK）细胞/T细胞淋巴瘤6年余，发热半月余"入院。

➢ 2013-03患者因"反复口腔溃疡"就诊于外院。喉镜显示，黏膜糜烂。病理显示，NK细胞/T细胞淋巴瘤不能除外。病理结果送上海交通大学医学院附属瑞金医院会诊，结果显示，"咽部"结外NK细胞/T细胞淋巴瘤，鼻型。

➢ 2013-03-12正电子发射体层成像/计算机体层成像（PET/CT）显示，软腭处软组织稍增厚，^{18}F-氟代脱氧葡萄糖（^{18}F-FDG）摄取异常增高，考虑淋巴瘤；左侧颈动脉区见中等大小淋巴结，^{18}F-FDG摄取轻度增高，考虑炎性病变；肝左叶血管瘤可能性大；声带^{18}F-FDG生理性摄取。诊断为结外NK细胞/T细胞淋巴瘤，IEB期。

➢ 2013-03至2013-04患者行放疗，剂量为50 Gy/25次。放疗后患者软腭处溃疡愈合。

➢ 2013-05至2013-08患者行CHOP（C，环磷酰胺；H，多柔比星；O，长春新碱；P，泼尼松）方案化疗4个周期。疗效评估为完全缓解（CR）。

➢ 2013-08 PET/CT显示，淋巴瘤化疗后，全身未见^{18}F-FDG摄取异常增高灶，肿瘤活性明显受到抑制；肝左叶血管瘤可能性大；右侧声带和右侧臀中肌^{18}F-FDG生理性摄取。

➢ 2013-08至2013-10患者行CHOPE（C，环磷酰胺；H，多柔比星；O，长春新碱；P，泼尼松；E，依托泊苷）方案化疗2个周期，之后定期复查。

【病史及治疗续一】

➢ 2017-10患者触及左侧腘窝包块，遂行穿刺活检。病理显示，结外NK细胞/T细胞淋巴瘤。

➢ 2017-10至2018-01患者行CHOP-L（C，环磷酰胺；H，多柔比星；O，长春新碱；P，泼尼松；L，门冬酰胺酶）方案化疗2个周期+腘窝病灶放疗（剂量不详），但未行疗效评估，之后定期复查，未见复发征象。

【病史及治疗续二】

➢ 2019-10患者触及右侧腋窝肿大淋巴结且右臂肿胀，遂就诊于安徽医科大学第一附属医院。右侧腋窝肿物细针穿刺细胞学检查显示，见恶性淋巴瘤细胞。之后患者于外院行"右侧腋窝肿物穿刺活检"，病理符合结外NK细胞/T细胞淋巴瘤累及腋窝淋巴结。

➢ 2019-11-18 PET/CT显示，淋巴瘤化疗后，全身未见^{18}F-FDG摄取异常增高淋巴瘤病灶，淋巴瘤 Deauville 评分 1 分；右侧腋窝见片絮状软组织密度影和少许小淋巴结影，部分¹⁸F-FDG 摄取轻度增高，良性病变可能性大；肝左叶血管瘤可能性大；双侧颈肩部和胸椎旁棕色脂肪生理性¹⁸F-FDG 摄取。

➤ 2019-11-18 患者再次出现右前臂和右侧腋窝包块，于外院行"右前臂包块切除"。病理显示，结外 NK 细胞/T 细胞淋巴瘤累及肌肉组织。

➤ 2019-12-19 患者开始出现高热，白细胞和血小板减少，外院治疗未见好转。

➤ 2019-12-27 患者就诊于安徽医科大学第一附属医院。

➤ 2019-12-27 查体显示，体温 39 ℃，脉搏 98 次/分，呼吸 16 次/分，血压 136/75 mmHg；神志清，精神差；皮肤无黄染和出血点，浅表淋巴结未触及肿大；双肺呼吸音清；心界不大，心率 98 次/分，各瓣膜听诊区未闻及病理性杂音；腹软，肝、脾肋下未触及。

➤ 2019-12-27 患者入院诊断为 NK 细胞/T 细胞淋巴瘤，发热原因待查。

➤ 2019-12-27 给予患者常规检查、病原学检查和骨髓穿刺活检等。暂时予以经验性抗感染、升白细胞、升血小板和营养支持等治疗。

➤ 2019-12-28 至 2020-01-01 患者的白细胞、中性粒细胞、血红蛋白和血小板均降低（表 17-1）。

表 17-1　2019-12-28 至 2020-01-01 患者血常规指标变化

日期	WBC（×10⁹/L）	N（×10⁹/L）	Hb（g/L）	PLT（×10⁹/L）
2019-12-28	3.22	2.98	101	23
2019-12-30	0.83	0.66	94	19
2020-01-01	0.73	0.61	87	13

注：WBC. 白细胞；N. 中性粒细胞；Hb. 血红蛋白；PLT. 血小板。

➤ 2019-12-28 至 2020-01-01 患者的凝血酶原时间、活化部分凝血活酶时间和凝血酶时间均升高，纤维蛋白原降低（表 17-2）。

表 17-2　2019-12-28 至 2020-01-01 患者出、凝血指标变化

日期	PT（秒）	APTT（秒）	TT（秒）	FIB（mg/dl）
2019-12-28	14.8	41.8	18.9	1.78
2019-12-30	17.0	62.0	25.4	1.19
2020-01-01	18.3	70.2	82.7	0.58

注：PT. 凝血酶原时间；APTT. 活化部分凝血活酶时间；TT. 凝血酶时间；FIB. 纤维蛋白原。

➤ 2019-12-28 至 2020-01-01 患者的谷丙转氨酶、谷草转氨酶、碱性磷酸酶和总胆红素水平均升高（表 17-3）。

表 17-3　2019-12-28 至 2020-01-01 患者肝功能变化

日期	ALT（U/L）	AST（U/L）	ALP（U/L）	TBIL（μmol/L）
2019-12-28	290	194	607	48.2

日期	ALT（U/L）	AST（U/L）	ALP（U/L）	TBIL（μmol/L）
2019-12-30	300	245	672	58.4
2020-01-01	350	290	706	75.6

注：ALT. 谷丙转氨酶；AST. 谷草转氨酶；ALP. 碱性磷酸酶；TBIL. 总胆红素。

➢ 2020-01-01 患者病情进展迅速，对症治疗未见好转，并出现不能解释的外周血三系造血细胞（粒系、红系和巨核系）减少，以及不能解释的肝功能异常和出、凝血功能障碍。

➢ 2020-01-01 脾病理显示，脾可见明确的噬血现象，EBER 少量阳性，未见明确的淋巴瘤改变。

➢ 2020-01-01 骨髓细胞形态学检查显示，骨髓不典型淋巴细胞约 5%，外周血易见幼稚粒细胞，有核红，可见不典型淋巴细胞，不除外淋巴瘤。

➢ 2020-01-01 骨髓流式细胞学检查显示，标本中可见异常 T 淋巴细胞，前向散射通道（front scattering，FSC）和侧向散射通道（side scattering，SSC）偏大。

➢ 2020-01-01 外周血流式细胞学检查显示，CD3-CD56+NK 细胞占淋巴细胞的 0.39%，颗粒酶 B 的阳性率为 50%，穿孔素的阳性率为 75%。

➢ 2020-01-01 可溶性 CD25 的检测值为 57 396.8 pg/ml。

➢ 2020-01-02 患者开始行依托泊苷（0.1 g，静脉滴注，第 1~3 天）+地塞米松（40 mg，静脉滴注，第 1~3 天）方案化疗。化疗后患者发热停止，一般情况明显改善。

➢ 2020-01-03 至 2020-01-14 化疗后患者血常规指标的变化见表 17-4。

表 17-4 2020-01-03 至 2020-01-14 患者血常规指标变化

日期	WBC（×10⁹/L）	N（×10⁹/L）	Hb（g/L）	PLT（×10⁹/L）
2020-01-03	0.69	0.61	90	18
2020-01-04	0.82	0.69	89	18
2020-01-05	0.48	0.38	85	22
2020-01-07	0.39	0.28	85	31
2020-01-09	0.23	0.08	91	67
2020-01-12	2.01	1.6	94	65
2020-01-14	4.25	3.01	102	135

注：WBC. 白细胞；N. 中性粒细胞；Hb. 血红蛋白；PLT. 血小板。

➢ 2020-01-22 至 2020-04-24 患者行 P-GEMOX（P，培门冬酶；GEM，吉西他滨；OX，奥沙利铂）方案化疗 4 个周期。

➢ 2020-04-26 PET/CT 显示，淋巴瘤化疗后，右前臂多发小片状 ^{18}F-FDG 摄取轻度增高灶，考虑淋巴瘤浸润，淋巴瘤 Deauville 评分 4 分；肝左叶包膜下见稍低密度影，^{18}F-FDG 摄取未见增高，血管瘤可能性大；双侧肩胛骨 ^{18}F-FDG 摄取轻度增高。

➢ 2020-05 至 2020-06 患者行右前臂残留病灶放疗。

➢ 2020-09-01 PET/CT 显示，淋巴瘤放化疗后，右前臂软组织 ^{18}F-FDG 摄取稍高于对侧，考虑放疗后改变；右腕多发结节状 ^{18}F-FDG 摄取增高灶，考虑淋巴瘤浸润，淋巴瘤 Deauville 评分

5 分；左大腿外侧皮下见点状 ^{18}F-FDG 摄取轻度增高，淋巴瘤浸润可能；肝左叶包膜下见稍低密度影，^{18}F-FDG 摄取未见增高，血管瘤可能性大；右侧肩关节周围软组织 ^{18}F-FDG 摄取轻度增高，考虑炎性病变。

➤ 2020-12 至 2021-05 患者行免疫治疗联合化疗 6 个周期，方案为卡瑞利珠单抗（200 mg，第 1 天）+白蛋白结合型紫杉醇（300 mg，第 1 天）。疗效评估为完全缓解（CR）。

【本病例小结】

噬血细胞综合征又称噬血细胞性淋巴组织细胞增多症（hemophagocytic lymphohistiocytosis，HLH），是一种内科急危重症。淋巴瘤是继发性 HLH 的常见诱因之一。淋巴瘤患者常伴有发热和肝、脾、淋巴结肿大等症状、体征，肝和骨髓受累时可出现肝功能异常、血细胞减少，与 HLH 部分症状类似，容易漏诊。因此，淋巴瘤患者在病程中若出现无法解释的持续发热、血细胞减少、肝大和脾大或不明原因的肝衰竭时，早期发现单核-巨噬系统异常活化是诊断 HLH 的关键。淋巴瘤相关噬血细胞综合征（lymphoma-associated hemophagocytic syndrome，LAHS）的发生率仅次于 EB 病毒（EBV）感染相关噬血细胞综合征，在外周 T 细胞、NK 细胞/T 细胞淋巴瘤中最常见，在 B 细胞淋巴瘤中较少见，在 EBV 相关淋巴瘤中多见；其发生机制目前尚不明确，缺少有效的治疗方案，患者预后差，尤其是外周 T 细胞、NK 细胞/T 细胞相关噬血细胞综合征患者的预后更差。不同病理类型 LAHS 的发生率为 10%~64%。临床发现，外周 NK 细胞/T 细胞淋巴瘤-LAHS 患者易发生肝大、脾大和骨髓受侵犯。

临床上，LAHS 的治疗包括两个方面，即控制 HLH 和消除 HLH 诱因。在治疗药物和治疗方案方面，除经典的 HLH-94 方案和 DEP（脂质体多柔比星、依托泊苷、甲泼尼龙）方案外，一些新的 HLH 治疗药物，如 Janus 激酶（JAK）1/2 抑制剂［芦可替尼（Ru）］、IFN-γ 抑制剂（伊帕伐单抗）、CD52 单抗（阿伦单抗）和 IL-1 受体拮抗剂（阿那白滞素）等也被尝试用于不同诱因 LA-HLH 的治疗。Ru-DEP、L-DEP（门冬酰胺酶-DEP）和 Ru-DED（脂质体多柔比星、依托泊苷和地塞米松）、DA-EPOCH［剂量调整 EPOCH（依托泊苷、多柔比星、长春新碱、环磷酰胺、泼尼松）］等多药联合化疗方案也可尝试用于体能状态较好的"淋巴瘤直接导致的 HLH"患者的治疗。同时，在淋巴瘤治疗过程中出现的 LAHS，需要排除感染、免疫抑制等非肿瘤因素。